静脉输液治疗
护理手册

主　编　何　琳
副主编　赵彩云　谭　洁　张　红
　　　　卢　怡　魏　虹

U0320354

图书在版编目（ＣＩＰ）数据

静脉输液治疗护理手册／何琳主编. 一成都：西
南交通大学出版社，2017.5
ISBN 978-7-5643-5459-6

Ⅰ. ①静… Ⅱ. ①何… Ⅲ. ①静脉注射 – 输液疗法 –
护理 – 手册 Ⅳ. ①R457.2-62②R473.5-62

中国版本图书馆 CIP 数据核字（2017）第 113344 号

静脉输液治疗护理手册

主编 何 琳

责任编辑	牛 君
封面设计	严春艳
	西南交通大学出版社
出版发行	（四川省成都市二环路北一段 111 号 西南交通大学创新大厦 21 楼）
发行部电话	028-87600564　028-87600533
邮政编码	610031
网址	http://www.xnjdcbs.com
印刷	四川森林印务有限责任公司
成品尺寸	170 mm × 230 mm
印张	7
字数	122 千
版次	2017 年 5 月第 1 版
印次	2017 年 5 月第 1 次
书号	ISBN 978-7-5643-5459-6
定价	36.00 元

课件咨询电话：028-87600533
图书如有印装质量问题　本社负责退换
版权所有　盗版必究　举报电话：028-87600562

《静脉输液治疗护理手册》
编委会

主　编　何　琳
副主编　赵彩云　谭　洁　张　红　卢　怡　魏　虹
编　委　（按姓氏笔画排序）

丁　伟　　王　莎　　邓　莉　　邓惠蓉　　左　婷
田小平　　田　甜　　刘庆莲　　刘红梅　　刘　丽
杨巧玲　　杨海英　　李卉丹　　肖　莉　　肖　雪
吴俞萱　　何冬梅　　何琳娜　　张颖莺　　林　燕
周　丹　　钟晓莉　　袁小兰　　唐　晶　　梁瑜佳
谢绍菊　　谢桂琼　　蔡招辉　　黎文娟　　魏　玲

序

　　静脉输液治疗是护理实践领域应用最多的一项实践活动，作为患者治疗的重要手段之一，近年来静脉治疗专科化得到快速发展，逐渐形成一套完整的专业学科体系。2014 年，国家卫生和计划生育委员会正式颁布并实施静脉输液行业标准，进一步对静脉输液治疗进行了规范。

　　为进一步适应我国静脉输液治疗专业化发展，提高基层医护人员的静脉输液治疗综合能力，我们根据临床工作实际需要编写了本手册。本手册凝结了我院（德阳市人民医院）从事临床护理的资深医护人员的心血，系统介绍了静脉输液相关解剖学、生理学概要，血管通路器材、血管部位的合理选择，静脉输液相关药物知识，并将我院静脉输液治疗的相关规章制度、操作流程及应急预案与大家共享。

　　本手册理论和实践相结合，图文并茂，贴近临床，是一本适合参与静脉输液治疗的基层护士、实习护生阅读的临床参考书。

德阳市人民医院
护理部主任：何琳
2017 年 2 月

前言

随着护理学科的发展，静脉输液的相关知识、理念及工具也在不断更新，同时优质护理服务内涵也在不断升华，为了促进行业规范的发展，我们应重视临床静脉输液的规范化管理。因此，临床护理工作者不仅要具备静脉输液相关理论知识、职业防护意识、法律意识、优质护理服务意识，更要充分认识静脉输液的风险，全面提升静脉输液质量，提高患者的满意度和生活质量，才能更好地完成临床护理任务。

本书共3章，包括静脉输液治疗的基础知识、规章制度和操作实践标准，内容丰富、简明、实用、通俗易懂，它既可以指导临床护理工作者在静脉输液治疗中的实践，也可作为护士实习的工具书。

本书的编者都是长期从事临床工作、经验丰富的护理从业人员。每位编者都对本书的完成付出了辛勤的劳动，在此一并表示衷心感谢。

由于时间仓促和编者水平有限，书中难免有疏漏和不足之处，恳请同行和读者予以批评指正。

德医静疗小组管理委员会

2016 年 10 月

目录

第一章 静脉输液治疗基础知识

第一节　静脉输液相关解剖学概要

血管系统（图 1-1）由心、动脉、毛细血管和静脉组成，血液在其中循环流动。其主要功能是将消化吸收的营养物质和肺吸收的氧气运送到机体各器官、组织和细胞，供其新陈代谢使用；同时将它们的代谢产物及二氧化碳运送到肾、肺和皮肤，排出体外，保障新陈代谢的正常进行。脉管系统可输送由内分泌器官和散在的内分泌细胞分泌的激素及生物活性物质，作用于靶器官，以实现体液调节。脉管系统对维持内环境理化特性的相对稳定以及实现防卫功能均具有重要作用。此外，脉管系统自身还可以分泌激素和生物活性物质，参与对机体多种功能的调节。

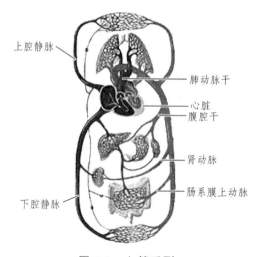

上腔静脉

肺动脉干

心脏
腹腔干

肾动脉

肠系膜上动脉

下腔静脉

图 1-1　血管系列

一、血管的解剖结构与输液治疗的关系

（一）血管解剖结构

动脉和静脉壁由三层组成（图 1-2）：内膜（里层）、中膜（中层）、外膜（外层）。血管各层由于其位置与结构不同而有不同的功能。

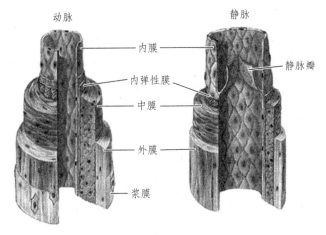

动脉 静脉

内膜
内弹性膜
中膜
外膜
浆膜
静脉瓣

图 1-2

（二）血管的功能与输液治疗的关系

1. 内　膜

内膜由沿血管纵向分布的单层光滑扁平上皮细胞、内皮下结缔组织和一层基底膜组成。血管内膜内皮细胞损伤或异物入侵是静脉炎过程的开始，也是能引起血栓形成的凝血过程的开始。内皮细胞功能异常可以在以下人群出现：高胆固醇、高血压、肺动脉高压、糖尿病、动脉硬化、败血症、慢性心力衰竭、器官移植术后、长期吸烟者。在静脉治疗中，血管内膜内皮细胞的损伤与机械刺激、微生物及药物因素等有关。

2. 中　膜

中膜由弹性纤维和肌纤维构成厚的结缔组织，是血管的主要组成部分，能维持血管壁的张力，有收缩与舒张血管的功能。

3. 外　膜

外膜由疏松的结缔组织及弹性纤维组成，富含血管、传入神经和交感神经，能支持和保护血管，提供血管自身营养，保持血管舒缩的紧张性。在静脉治疗时，静脉穿刺是否成功与血管壁的弹性度、脆性度及充盈度等因素有关。在外周中心静脉置管的过程中，警惕血管强烈收缩使一些外周插入的中心导管难以送入或拔除。在静脉穿刺时，如果止血带结扎时间过长，使静脉过度膨胀，则会引起静脉挛缩，导致静脉血管充盈差，因此扎止血带的时间应小于 2 分钟。

4. 静脉瓣

静脉瓣由覆盖于内皮细胞的胶原和弹性蛋白纤维组成，头皮静脉中无静脉瓣。其作用是在肌肉泵的作用下使血流保持流向心脏方向，有些时候被称为静脉泵。在输液治疗时尽可能避免选择下肢静脉输液，在静脉穿刺时尽量避开静脉瓣（图 1-3）。

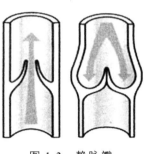

图 1-3　静脉瓣

二、静脉输液治疗的重要静脉

（一）头皮静脉

多用于小儿，颞浅静脉、耳后静脉适合于 18 个月内的婴儿做 PICC，导管规格：1.9 F（图 1-4）。

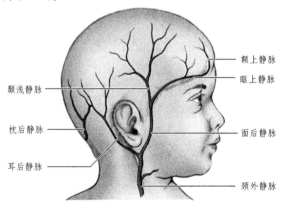

颞浅静脉

枕后静脉

耳后静脉

额上静脉

眶上静脉

面后静脉

颈外静脉

图 1-4　头皮静脉

（二）颈部静脉（图 1-5）

1. 颈外静脉

颈外静脉是颈部最大的浅静脉，颈部皮肤移动性大，不易固定，不作为常规静脉穿刺输液的血管。

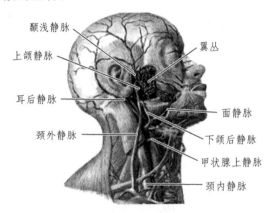

图 1-5 颈部静脉

2. 颈内静脉

颈内静脉是颈部最粗大的深静脉干。输液穿刺时多选择右颈内静脉，以颈内静脉中段为穿刺点。

3. 锁骨下静脉

静脉口径大，位置固定、表浅，为深静脉穿刺之首选，以右侧锁骨下静脉为宜，多用于危急重症病人输液治疗、监测中心静脉压或外周静脉输液困难的患者。

（三）上肢静脉（图 1-6）

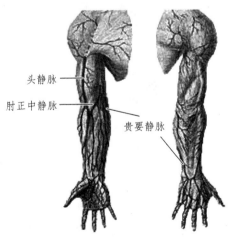

图 1-6 上肢浅静脉

1. 手背静脉

为一般静脉治疗首选静脉，穿刺时的位置应注意使导管尖端尽量避开腕关节。

2. 前臂静脉

为常用静脉输液通路，输液速度快，前臂骨骼如同天然夹板，穿刺时静脉易滚动，应固定好该静脉。其中前臂内侧静脉一般可见但不易触摸，位于正中神经的两条分支之间，故穿刺非常疼痛，不做穿刺首选静脉。前臂内侧较平坦，故容易固定。

3. 贵要静脉

由于血管的位置可使静脉穿刺和固定较为困难，静脉输液外渗后不易被发现，多用于静脉取血，可用于置入 PICC（首选静脉）。仅用做一般静脉输液治疗的储备穿刺点。

4. 头静脉

一般用于临时或短期输液，多用于静脉取血，用于置入 PICC(备用静脉，因静脉瓣多，且该静脉经三角肌、胸大肌沟注入腋静脉或锁骨下静脉，容易出现送管困难或送管不到位)。

5. 下肢静脉（图 1-7）

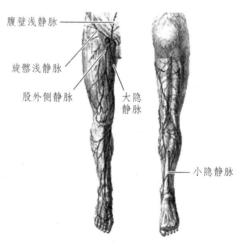

腹壁浅静脉
旋髂浅静脉
股外侧静脉
大隐静脉
小隐静脉

图 1-7　下肢浅静脉

下肢静脉包括足背静脉、大隐静脉、小隐静脉及股静脉等。其中股静脉适用于婴幼儿、急危重症病人的静脉采血、心导管检查术、介入手术治疗。

下肢的浅静脉在踝、小腿及膝关节周围均与深静脉有交通支，这些交通支均有静脉瓣，以防止血从深静脉流入浅静脉，肌肉的运动可将血液挤向心脏。然而，当瓣膜功能异常，或肌肉松弛萎缩时，血液可流至浅静脉，使其血管内压力升高，组织液向皮下组织渗透，体检时可观察到水肿；还可使血液淤滞，导致静脉扩张、迂曲，形成静脉曲张，缺血区还可形成溃疡、坏死。因此，一般不作为静脉输液治疗的首选静脉。成人应尽量避免下肢静脉输液，因其有增加静脉炎和栓塞的危险；但上腔静脉综合征的病人必须应用下肢静脉输液。

第二节 静脉输液相关生理学概要

循环系统是一个密闭的系统，影响血液循环的因素很多，不仅有心脏泵血量的影响，还受多种因素影响，如血容量、血液性质、血流速度、血流阻力等。

一、血液的组成和物理特性

血液由血浆和悬浮在其中的血细胞组成。血量是指全身血液的总量。其中大部分在心血管系统中快速循环流动，称为循环血量；小部分滞留在肝、肺、腹腔静脉及皮下静脉丛内，流动很慢，称为贮存血量。在运动或大出血等情况下，贮存血量可以释放出来，以补充循环血量。正常成人的血量相当于体重的 7% ~ 8%。

正常成人全血的比重为 1.050 ~ 1.060，血液中红细胞数量越多，全血比重就越大；血浆比重为 1.025 ~ 1.030，其高低取决于血浆蛋白含量；红细胞比重为 1.090 ~ 1.092。

血液的黏度：如果以水的黏度为 1，则全血的相对黏度为 4 ~ 5，血浆相对黏度为 1.6 ~ 2.4（温度为 37 ℃）。温度不变时，全血的黏度主要取决于血细胞比容的高低；血浆的黏度主要取决于血浆蛋白的含量。影响血液黏度的因素包括：血流的切率、血管口径、血流温度等。

二、水、电解质的调节与平衡

人体内环境是维持细胞和各器官生理功能的基本保证，内环境的稳定主要由体液、电解质决定。

人体内体液总量因性别、年龄和胖瘦而异。成年男性体液量约占体重的60%，女性占50%，婴幼儿可高达70%～80%。体液的主要成分是水和电解质。细胞外液中主要的阳离子为Na^+，主要阴离子为Cl^-、HCO_3^-等。细胞内液中主要阳离子为K^+、Mg^{2+}，主要阴离子为$H_2PO_4^-$。细胞内外液渗透压相似，正常为290～310 mOsm/L。

正常情况下，随饮食摄入的电解质经消化道吸收，并参与体内代谢。维持体内电解质平衡的主要成分是Na^+和K^+。正常血清钾为3.5～5.5 mmol/L，血清钠为135～150 mmol/L。

人体体液平衡的调节主要通过神经-内分泌系统和肾脏进行。体液平衡与水、钠平衡密切相关，脱水常伴随缺钠。临床常见的水、钠代谢紊乱主要有四种：

（1）等渗性缺水：水、钠成比例丧失，血清钠和细胞外液渗透压维持在正常范围内。因细胞外液迅速减少，故又称急性缺水或混合性缺水。

（2）低渗性缺水：水、钠同时丢失，失水少于失钠，血清钠低于135 mmol/L，细胞外液呈低渗状态，又称慢性或继发性缺水。

（3）高渗性缺水：水、钠同时丢失，失水多于失钠，血清钠高于正常范围，细胞外液呈高渗状态，又称原发性缺水。

（4）水中毒：总入水量超过排出量，水潴留体内致血浆渗透压下降、循环血量增多，又称水潴留性低钠血症或稀释性低钠血症。

三、体液酸碱平衡及调节

人体在代谢过程中不断产生酸性、碱性物质，使体液中H^+浓度发生改变。正常血浆pH值保持在7.40±0.05，主要依靠体液中存在的缓冲对（HCO_3^-/H_2CO_3、$H_2PO_4^{2-}/H_2PO_4^-$和Pr^-/HPr）和具有调节作用的器官（主要为肺和肾）进行代偿调节。

若体内酸碱物质超过人体的代偿能力，或调解功能发生障碍，将出现不同类型的酸碱平衡失调，常见的有：

（一）代谢性酸碱平衡紊乱

1. 代谢性酸中毒

体内酸性物质积聚过多或产生过多，如高热、休克、严重损伤、腹膜炎等，或HCO_3^-丢失过多，如腹泻、胆瘘、肠瘘，以致大量碱性消化液丧失或肾小管上皮细胞不能重吸收 HCO_3^-。

2. 代谢性碱中毒

主要原因包括：严重呕吐、长期胃肠减压丢失大量 H^+；低钾血症时，细胞内钾向细胞外转移，K^+-H^+ 交换导致血浆内 H^+ 丢失。

（二）呼吸性酸碱平衡紊乱

1. 呼吸性酸中毒

肺泡呼气、换气功能减弱，不能充分排出体内生成的 CO_2，致 $PaCO_2$ 增高引起高碳酸血症。常见于呼吸系统疾病或全身麻醉过深、镇静剂过量等。

2. 呼吸性碱中毒

肺泡通气过度、体内 CO_2 排出过多，致 $PaCO_2$ 降低而引起低碳酸血症。常见于癌症、高热、中枢神经系统疾病、疼痛、创伤、感染等。

第三节　血管通路器材的合理选择

一、血管通路器材的种类

（一）外周静脉通路

1. 头皮钢针

表 1-1　头皮钢针的适应证、禁忌证和并发症

适应证	禁忌证	并发症
输液疗程在 3 天以内，每天输液时间在 4 小时内	输入发疱剂及刺激性药物	活动受限
单剂量，小量一次性或 IVP（静脉肾盂造影）	胃肠外营养	高渗漏率
合作的患者	pH<5 或 >9 的液体或药物	反复穿刺
液体量不多、无刺激性、无毒性	渗透压 >600 mOsm/L 的液体	
单次静脉采血		
溶液处于等渗或接近等渗状态		
溶液处于或接近正常 pH 范围		

2. 外周静脉短导管

表 1-2　外周静脉短导管的适应证、禁忌证和并发症

适应证	禁忌证	并发症
输液时间在一周以内	胃肠外营养（慎用）	管道堵塞、脱出
老人、小儿、躁动不安的患者	输入发疱剂及强刺激性药物	静脉炎
输入全血或血液制品的患者	pH<5 或>9 的液体或药物	药物过度刺激外周血管、损伤外周血管
溶液处于等渗或接近等渗状态	渗透压 >600 mOsm/L 的液体	
溶液处于或接近正常 pH 范围		
刺激性药物：仅为间歇性推注		

3. 外周静脉中长导管

表 1-3　外周静脉中长导管的适应证、禁忌证和并发症

适应证	禁忌证	并发症
中短期的静脉输液治疗	静脉推注或滴注持续刺激性药物	静脉炎
溶液处于等渗或接近等渗状态	穿刺部位有感染或损伤	局部感染
溶液处于或接近正常 pH 范围	插管途径有放疗史、血栓形成史、血管外科史	局部渗漏
外周静脉条件较差的患者	接受乳腺癌根治术和腋下淋巴结清扫的术后患侧	
	发疱性药物	
	胃肠外营养	
	pH<5 或>9 的液体或药物	
	渗透压>600 mOsm/L 的液体	

（二）中心静脉通路

1. PICC（经外周静脉穿刺置入中心静脉导管）

表 1-4 PICC 的适应证和禁忌证

适应证	禁忌证
缺乏外周血管通路，又需长期静脉输液的患者	缺乏外周静脉通路、肘部血管条件差的患者
输注较强刺激性、发疱性药物的患者，如化疗患者	穿刺部位有感染或损伤
输注高渗透性药物的患者，如 20%甘露醇等	接受乳腺癌根治术和腋下淋巴结清扫术后患侧上臂静脉
需反复输血或血制品	上腔静脉阻塞综合征患者
需长期胃肠外营养的患者	插管途径有放疗史、血栓形成史、外伤史、血管外科手术史
患者外周静脉能见度差	
家庭病床患者	
早产儿、低体重新生儿	
安置中心静脉导管风险较高的患者	
pH<5 或>9 的液体或药物	

2. CVC（经皮穿刺中心静脉导管）

表 1-5 CVC 的适应证、禁忌证和并发症

适应证	禁忌证	并发症
严重创伤、休克、急性循环衰竭、急性肾衰竭等危重患者，需定期监测中心静脉压者	局部皮肤破损、感染、肿胀、皮肤烧伤、有包块者	血胸
长期静脉营养或经静脉输注抗生素治疗者	有出血倾向者	气胸
需经静脉输入高渗溶液或强酸、强碱类药物者	烦躁不安、不配合者	大血管和心脏穿孔
可能出现血流动力学变化的大手术患者	气胸、肺气肿患者	导管相关性血液感染
	上腔静脉阻塞综合征患者	深静脉栓塞

3．输液港

表 1-6　输液港的适应证、禁忌证和并发症

适应证	禁忌证
需要长期或重复静脉输注药物的患者，包括输注胃肠外营养液、化疗药物	任何确诊或疑似感染菌血症或败血症的患者
进行输血或采集血标本	对输液港材质过敏的患者
	上腔静脉综合征患者

二、正确选择和留置血管通路器材

（一）血管通路器材因素

对所有的血管通路器材进行全面了解，根据它们的特性进行选择，选择血管通路器材的标准包括以下几种：

（1）满足所有治疗方案的需求；

（2）最小的侵入性治疗、最低的感染率、患者最好的舒适度；

（3）保护外周静脉；

（4）风险/利益评估；

（5）满足治疗及输液的要求，选择最小管径、最少管腔导管；

（6）使用一些辅助的工具，如 B 超、塞丁格穿刺技术、血管显示装置、带心电显示导管、导管尖端显示装置等帮助血管通路器材。

（二）治疗因素

不同的血管通路器材使用的时间各不相同，可根据治疗时间、所用药物的特性，综合考虑，选用不同的器材。

1．留置时间

套管针建议留置时间：72～96 小时；

CVC 建议留置时间：1 周至 6 月；

PICC 建议留置时间：1 周至 1 年；

输液港建议留置时间：数年。

2．药物特性

包括药物的 pH，药物的渗透压，药物对血管内膜的损伤性，药物一旦外漏对组织的损伤性等。

（三）患者因素

1. 病　史

手术史、静脉穿刺史、过敏史（警惕患者对导管、透明敷贴、皮肤消毒液过敏）。

2. 现病史

疾病的诊断、治疗方案、疗程等；通常需要中/长期治疗的疾病包括：骨髓炎、肺炎、心内膜炎、短肠综合征、艾滋病、恶性肿瘤、蜂窝织炎等；另外还要考虑一些特殊情况，如糖尿病、艾滋病、免疫力下降、化疗、白细胞数量下降等增加感染风险；血小板降低可使穿刺点出血较多且持久；水肿、肥胖、血管硬化可使穿刺困难、发生渗漏；持拐行走可压迫 PICC 导管；高凝血综合征、肿瘤患者可增加导管堵塞的可能。

3. 工作环境

如手臂要经常接触水的患者不宜留置 PICC，可考虑置入输液港。

4. 经济情况

不同的血管通路器材价格上存在差异，选择时要适当考虑患者的经济接受能力。

5. 活动需要

如开摩托车的患者可因手臂震动使 PICC 脱出。

6. 维护方便

维护不方便可使患者不对导管进行维护，导致导管感染、导管堵塞等并发症。

第四节　血管的合理选择及注意事项

一、血管的合理选择

1. 不同部位血管周径及血流量

不同部位血管周径见表 1-7，不同部位血管的血液量见表 1-8。

表 1-7　不同部位血管周径

不同部位血管	血管周径/mm
前臂头静脉	6
贵要静脉	10
腋静脉	16
锁骨下静脉	19
无名静脉	19
上腔静脉	20

表 1-8　不同部位血管的血流量

不同部位血管	血流量
手背及前臂静脉	1～95 ml/分
肘部及上臂静脉	100～300 ml/分
锁骨下静脉	1～1.5 L/分
上腔静脉	2～2.5 L/分

2. 外周静脉-短导管

（1）对于成年患者：首选上肢的背侧和内侧面，包括掌背静脉、头静脉、贵要静脉、肘正中静脉。由于神经损伤的潜在危险，要避开距离手部 4～5 cm 的侧背面。

（2）对于儿童患者：首选手部、前臂、肘部、上臂，幼儿、学步期小儿的头皮、足部和手指的血管。

3. 外周静脉-中等长度导管

（1）对于成年患者：首选贵要静脉、头静脉、肱静脉。

（2）对于新生儿和儿童患者：除了贵要静脉、头静脉、肱静脉，还包括尖端在腹股沟以下的腿部静脉和胸以上区域尖端在颈部的头皮静脉。

4. 经皮穿刺中心静脉导管（CVC）

（1）对于成年患者：首选锁骨下静脉。

（2）对于新生儿和儿童患者：为了降低感染的风险，CVC 不作为首选。

5. 经外周穿刺的中心静脉导管（PICC）

（1）对于成年患者：首选贵要静脉、头静脉、肱静脉。

（2）对于新生儿和儿童患者：除了贵要静脉、头静脉、肱静脉，还包括颞静脉、头部的耳后静脉、下肢大隐静脉。

二、注意事项

（1）外周静脉短导管穿刺部位的选择通常从上肢远端的血管开始，随后的穿刺点位于先前穿刺部位的近心端。

（2）外周静脉短导管穿刺部位的选择应避开肢体关节，触诊时疼痛的区域，受损的血管（如瘀紫、渗出、硬化及条索状的血管），静脉瓣的位置，以及计划进行手术的血管；对于婴儿，避开手部或手指，或被用来吸吮的拇指/手指。

（3）成年人尽量不选择中下肢静脉为常规部位，以防血栓性静脉炎。

（4）选择穿刺部位应避开接受乳腺手术清扫腋窝淋巴结、接受放疗、淋巴结水肿的上肢，或脑血管意外后的患肢。

（5）在接受先天心脏缺陷缺损手术之后的患者，应避免使用右臂血管，因其有可能会降低锁骨下动脉的血流速度。

（6）对于有慢性肾脏疾病 4 或 5 级的患者，避免使用前臂和上臂血管。

第五节　静脉输液相关药物知识

一、常用药物分类

（一）抗菌药物

1. 主要作用

（1）抑制细菌细胞壁的合成；（2）影响细胞膜的功能；（3）干扰蛋白质的合成；（4）阻碍核酸的合成。

2. 主要不良反应

（1）神经系统毒性反应：氨基糖苷类损害第八对脑神经，引起耳鸣、眩晕、耳聋；大剂量青霉素 G 或半合成青霉素可引起神经肌肉阻滞，表现为呼吸抑制甚至呼吸骤停；氯霉素、环丝氨酸引起精神病反应等。

（2）造血系统毒性反应：氯霉素可引起再障性贫血；氯霉素、氨苄青霉素、链霉素、新生霉素等有时可引起粒细胞缺乏症。庆大霉素、卡那霉素、先锋霉素Ⅳ、Ⅴ、Ⅵ可引起白细胞减少，头孢菌素类偶致红细胞或白细胞、血小板减少，嗜酸性细胞增加。

（3）肝、肾毒性反应：妥布霉素偶可致转氨酶升高，多数头孢菌素类大剂量可致转氨酶、碱性磷酸脂酶Ⅰ和Ⅱ、多粘菌素类、氨基苷类及磺胺药可引起肾小管损害。

（4）胃肠道反应：口服抗生素后可引起胃部不适，如恶心、呕吐、上腹饱胀及食欲减退等。四环素类尤以金霉素、强力霉素、二甲四环素显著，大环内酯类以红霉素类最重，麦迪霉素、螺旋霉素较轻。四环素类和利福平偶可致胃溃疡。

（5）抗生素可致菌群失调，引起维生素 B 和维生素 K 缺乏；也可引起二重感染，如伪膜性肠炎、急性出血性肠炎、念珠菌感染等。林可霉素和氯林可霉素引起的伪膜性肠炎最多见，其次是先锋霉素Ⅳ和Ⅴ。急性出血性肠炎主要由半合成青霉素引起，以氨苄青霉素引起的机会最多。另外，长期口服大剂量新霉素和应用卡那霉素引起肠黏膜退行性变，导致吸收不良综合征，使婴儿腹泻和长期体重不增，应引起重视。少数人用抗生素后引起肛门瘙痒及肛周糜烂，停药后症状可消失。抗生素的过敏反应一般分为过敏性休克、血清病型反应、药热、皮疹、血管神经性水肿和变态反应性心肌损害等。

（6）后遗效应是指停药后的后遗生物效应，如链霉素引起的永久性耳聋。许多化疗药可引起"三致"作用。利福平的致畸率为 4.3%，氯霉素、灰黄霉素和某些抗肿瘤抗生素有致突变和致癌作用等。

（二）抗寄生虫病药物

1. 主要作用

干扰寄生虫的生化代谢：（1）抗叶酸代谢；（2）影响能量转换；（3）抑制蛋白质合成；（4）引起膜的改变；（5）抑制核酸合成；（6）干扰微管的功能。

2. 主要不良反应

（1）药物本身引起的毒、副反应：由于药物选择性低，常用剂量时难以避免，反应的轻重与药物剂量有密切关系，剂量越大，反应也越重。例如，氯喹对视网膜损害及对心肌和传导系统的抑制作用；大剂量奎宁易致第八对脑神经及视神经损害，有抑制心脏作用及致畸作用；甲硝唑对神经系统的毒性作用及致畸作用等。

（2）变态反应：用于过敏体质患者，反应严重程度差异很大，与剂量无关。致敏原可能是药物本身为其代谢物，最常见的症状是发热和皮疹。例如，氯喹可引起皮肤干燥、瘙痒和皮疹，甚至剥脱性皮炎；青霉素引起皮疹；甲硝唑可引起荨麻疹、瘙痒；吡喹酮引起瘙痒、皮疹等过敏反应；哌嗪过敏患者可发生湿疹样皮肤反应、流泪、流涕、咳嗽及支气管痉挛等。

（3）治疗性休克：这也是一种过敏反应，但并非由药物直接产生，而是由药物作用后，寄生虫大量死亡的崩解产物所致。例如，吡喹酮治疗脑囊虫病时，虫体的死亡可引起剧烈头痛、低热、癫痫，甚至发生过敏性休克等。

（4）特异质反应：少数特异质人体对某些药物反应特别敏感，是药理遗传异常所致的反应。例如，伯氨喹对少数特异质者可导致急性溶血性贫血，这是由于患者红细胞内缺乏葡萄糖-6-磷酸脱氢酶，影响了红细胞内的递氢过程，导致还原型谷胱甘肽生成减少，从而使红细胞不能抵御伯氨喹的羟化代谢产物的氧化破坏而发生溶血。奎宁可使少数特异质者发生急性溶血反应。

（三）解热镇痛及非甾体抗炎类（NSAID）药物

1. 主要作用

不同种类的 NSAID 有相同的作用机制。它们都是通过抑制环氧化酶的活性，从而抑制花生四烯酸最终生成前列环素（PGI1）、前列腺素（PGE1，PGE2）和血栓素 A2（TXA2）。

2. 主要不良反应

胃肠道：其主要表现为胃、十二指肠溃疡引起的上消化道出血。

肾脏：NSAID 抑制前列腺素合成，使肾灌注不能维持，致使体液和电解质紊乱，可发生从轻微的水钠潴留、高血钾至可逆性的急性肾脏功能不全、间质性肾炎及肾坏死。有以下一些危险因素者易发生肾脏副作用：① 年龄大于 60 岁。② 动脉硬化，或同时服用利尿剂者。③ 血肌酐>177.8 μmol/L，肾功能下降者。④ 肾低灌注：如低钠、低血压，肝硬化，肾病综合征，充血性心力衰竭，使用利尿剂等。

（四）镇痛药物

1. 主要作用

镇痛药主要作用于中枢神经系统，选择性抑制和缓解各种疼痛，减轻疼痛而导致的恐惧紧张和不安情绪；镇痛的同时不影响其他感觉，如知觉、听觉，并且能保持意识清醒。

2. 主要不良反应

恶心、呕吐、便秘、排尿困难等。

（五）麻醉药物

1. 主要作用

麻醉药是指能使整个机体或机体局部暂时、可逆性失去知觉及痛觉的药物。根据其作用范围可分为全身麻醉药及局部麻醉药；根据其作用特点和给药方式不同，又可分为吸入麻醉药和静脉麻醉药

2. 主要不良反应

毒性反应、过敏反应、特异质反应。

（六）维生素及矿物质缺乏症药物

1. 主要作用

维生素和微量元素是维持人体正常生命活动所必需的重要物质。维生素类药构成多种辅酶，参与多种物质的代谢、利用和合成，促使骨骼生长，维持上皮组织的结构完整，保持正常的生长发育。微量元素的重要生理功能有：参与酶的构成与激活；构成体内重要的载体及电子传递系统；参与激素及维生素的合成；调控自由基的水平。

2. 主要不良反应

例如，长期、大剂量服用维生素 A、维生素 D 引起发热、腹泻、中毒，大剂量静脉注射维生素 C 引起静脉炎、静脉血栓、死亡等。即使常规剂量，有时也能引起不良反应，如有人口服维生素 E 每天 3 次，每次 10 mg，5 天后发生耳鸣、耳聋。许多人服用维生素、矿物质类药物的同时还服用其他药物，还要注意药物之间的相互作用。

（七）激素及调节内分泌功能药物

1. 糖皮质激素的主要作用

（1）抗炎作用；（2）免疫抑制作用；（3）抗毒作用；（4）抗休克作用；（5）对血液成分的影响；（6）提高中枢的兴奋性；（7）其他如退热作用。

2. 糖皮质激素的主要不良反应

（1）长期大量使用所引起的不良反应：如消化道出血、诱发或加重感染、医源性肾上腺皮质功能亢进、心血管系统并发症、骨质疏松、肌肉萎缩、伤口愈合延迟等。

（2）停药反应：医源性肾上腺皮质功能不全、反跳现象与停药症状。

3. 抗甲状腺药物的主要作用

（1）抑制甲状腺激素合成；（2）抑制 T4 转化为 T3；（3）免疫抑制作用；（4）减弱由 β 受体介导的糖代谢活动。

4. 抗甲状腺药物的主要不良反应

（1）过敏反应：最常见；（2）甲状腺肿和甲状腺功能减退；（3）白细胞减少：成人约 12%，儿童约 25%；（4）粒细胞缺乏症，应定期检查血象；（5）其他：关节肌肉痛、脱发等。

5. 胰岛素的主要作用

对糖、脂肪、蛋白质代谢的调节作用。

6. 胰岛素的主要不良反应

（1）低血糖症；（2）过敏反应；（3）胰岛素耐受性。

（八）调节免疫功能药

免疫抑制药物可大致分为以下几种：

① 抑制 IL-2 生成及其活性的药物，如他克莫司、环孢素等；

② 抑制细胞因子基因表达的药物，如皮质激素；

③ 抑制嘌呤或嘧啶合成的药物，如硫唑嘌呤等；

④ 阻断 T 细胞表面信号分子，如单克隆抗体等。

（1）环孢素：环孢素对多种细胞类型均具有作用。

① 已广泛用于肾、肝、胰、心、肺、皮肤、角膜及骨髓移植，防止排异反应；自身免疫性疾病，可适用于治疗其他药物无效的难治性自身免疫性疾

病，如类风湿性关节炎、系统性红斑狼疮、银屑病、皮肌炎等。

②不良反应发生率较高，其严重程度、持续时间均与剂量、血药浓度相关，多为可逆性。最常见及严重的不良反应为肾毒性作用，其次为肝毒性，此外还有食欲减退、嗜睡、多毛症、震颤、感觉异常、牙龈增生、胃肠道反应、过敏反应等。

（2）免疫增强剂：种类繁多，包括：提高巨噬细胞吞噬功能的药物，如卡介苗等；提高细胞免疫功能的药物，如左旋咪唑、转移因子及其他免疫核糖核酸、胸腺素等；提高体液免疫功能的药物，如丙种球蛋白等。

（3）干扰素（INF）：干扰素具有抗病毒、抗肿瘤和免疫调节作用。INF对感冒、乙型肝炎、带状疱疹和腺病毒性角膜炎等感染有预防作用。主要有发热、流感样症状及神经系统症状（嗜睡、精神紊乱）、皮疹、肝功能损害。大剂量可致可逆性白细胞和血小板减少等。5%患者用后产生抗INF抗体，原因不明。

（九）抗肿瘤药物

1. 细胞毒类抗肿瘤药的主要作用

（1）影响核酸生物合成的药物（抗代谢药）；（2）影响DNA结构与功能的药物；（3）干扰转录过程和阻止RNA合成的药物；（4）抑制蛋白质合成与功能的药物；（5）非细胞毒类抗肿瘤药作用；（6）调节体内激素平衡药物；（7）单克隆抗体；（8）信号转导抑制剂；（9）细胞分化诱导剂；（10）新生血管生成抑制剂。

2. 不良反应

（1）局部毒副反应；（2）胃肠道毒副反应；（3）骨髓抑制；（4）心脏毒性；（5）泌尿系统毒性；（6）肝脏毒性；（7）肝毒性；（8）神经系统毒性。

（十）抗变态反应药物

1. H1受体阻断药的主要作用

（1）抗H1受体作用 ；（2）抑制中枢。

2. 主要不良反应

（1）中枢反应；（2）胃肠反应 。

（十一）调节水、电解质及酸碱平衡药物

1. 葡萄糖的主要作用

（1）提供营养和热量；（2）补充水和糖分；（3）脱水及利尿 —— 辅助用于脑水肿、肺水肿、青光眼；（4）与胰岛素合用于高血钾症（细胞内缺钾）；（5）5%~10%葡萄糖用作静脉给药的稀释剂和载体。

2. 葡萄糖的主要不良反应

（1）口服浓度过高或服用过快易出现恶心、呕吐；

（2）长期单纯补给葡萄糖易出现低钾、低钠及低磷血症；

（3）高渗葡萄糖静注时易致静脉炎，外渗可致局部肿痛甚至组织坏死；

（4）原有心功能不全者、小儿、老人补液过多过快，可致心悸、心律失常，甚至急性左心衰竭。

3. 氯化钠的主要作用

（1）补充钠盐 —— 低钠综合征：如大面积烧伤，严重吐泻、大量出汗、强利尿剂、出血等所致低钠综合征；

（2）局部清洁、清除异物 —— 0.9%氯化钠溶液；

（3）作为注射药物的溶媒或稀释剂 —— 0.9%氯化钠溶液；

（4）局部伤口湿敷,减轻伤口水肿 —— 3%~5%氯化钠溶液。

4. 氯化钠的主要不良反应

（1）输注或口服过多、过快，可致水钠潴留，引起水肿、血压升高、心率加快、胸闷、呼吸困难，甚至急性左心衰竭；

（2）过多输注可引起高氯性酸中毒、高钠血症；

（3）过多、过快给予低渗氯化钠可致溶血、脑水肿等。

5. 氯化钾的主要作用

补充钾盐，用于：（1）低钾血症；（2）洋地黄中毒引起的阵发性心律失常。

6. 氯化钾的主要不良反应

（1）胃肠道刺激：恶心、呕吐、咽部不适、胸痛（食管刺激）、腹痛、腹泻，甚至消化性溃疡及出血。在空腹、剂量较大时及原有胃肠道疾病者更易发生。

（2）静脉刺激：局部疼痛。

（3）过量可出现疲乏、肌张力减弱、反射消失、周围循环衰竭、心率减

慢甚至心脏停搏。

（4）高钾血症时禁用。

7. 葡萄糖酸钙的主要作用

补充钙盐，用于：（1）低钙血症；（2）甲状旁腺功能低下症；（3）荨麻疹、血管神经性水肿、皮肤瘙痒症、软骨病等；（4）高钾血症、高镁血症。

8. 葡萄糖酸钙的主要不良反应

（1）胃肠道刺激，偶见便秘；

（2）静脉注射过快时可有全身发热、皮肤红、注射部位疼痛、血压下降、心动过缓或其他心律失常，晕厥、心搏骤停；

（3）局部外渗可引起组织坏死。

二、pH 值与渗透压

（一）pH 值

血液 pH 值为 7.35 ~ 7.45，pH<7.0 为酸性，pH<4.1 为强酸性； pH>9.0 为强碱性。pH 超过正常范围的药物均会损伤静脉内膜。

（1）药物 pH<4.1，在无充分血流下，静脉内膜组织明显改变；

（2）药物 pH 6.0 ~ 8.0，对血管内膜刺激小；

（3）药物 pH> 8.0，将会使内膜变粗糙，且有可能造成血栓的形成。

表 1-9　常见药物的 pH 值

药物通用名	pH 值
盐酸万古霉素（5 mg/ml）	2.5 ~ 4.5
盐酸多巴酚丁胺（10 mg/ml）	2.5 ~ 5.0
盐酸多巴胺（10 mg/ml）	3.0 ~ 4.5
乳酸环丙沙星（1 mg/ml）	3.5 ~ 4.5
氯化钾（10%）	5.0 ~ 7.0
两性霉素 B（0.1 mg/ml）	7.2 ~ 8.0
氨茶碱（25 mg/ml）	8.6 ~ 9.3
氨苄西林钠（2%）	8.0 ~ 10.0
奥美拉唑钠（2%）	10.3 ~ 11.3

（二）渗透压

血浆渗透压为 240 ~ 340 mOsm/L，285 mOsm/L 是等渗标准线，药物渗透压影响血管壁细胞水分子的移动。

1. 低渗溶液

渗透压<240 mOsm/L，如 0.45%氯化钠溶液。使水分子向细胞内移动，细胞水分过多致细胞破裂、静脉刺激与静脉炎，用于稀释或调节高渗药物。

2. 等渗溶液

渗透压 240 ~ 340 mOsm/L，如 0.9%氯化钠溶液、5% GNS 溶液。与血液等渗而不会造成细胞壁水分子移动。

3. 高渗溶液

渗透压>340 mOsm/L，如 10%葡萄糖溶液。吸收细胞内水分，使血管内膜脱水、内膜暴露于刺激性溶液而受损 —— 导致静脉炎、静脉痉挛、血栓形成。不常用于稀释，配制药物。

渗透压越高，静脉刺激越大：

（1）高度危险，渗透压>600 mOsm/L；

（2）中度危险，渗透压 400 ~ 600 mOsm/L；

（3）低度危险，渗透压<400 mOsm/L。

研究证明，渗透压>600 mOsm/L 的药物可在 24 小时内造成化学性静脉炎。

药物随着配制溶液的种类不同，出现不同的渗透压值（表 1-10）。

表 1-10　临床常用药物的渗透压

药　　物	渗透压/（mOsm/L）
阿霉素	280
环磷酰胺	352
长春新碱	610
5-FU	650
3%氯化钠	1030
甘露醇	1098
5%碳酸氢钠	1190
TPN	1400
50%葡糖	2526

第二章 静脉输液治疗相关规章制度

组织架构

培训制度

会诊制度

资质认证

应急预案

第一节　组织架构

一、管理模式

实行三级管理模式：护理部—静疗小组—科室。

二、人员分工

　　静疗小组由 41 名成员组成，包括组长 1 名、副组长 1 名、专家顾问 3 名、秘书 1 名、委员 5 名（分管内、外、门急诊等相关科室）以及各临床科室静疗小组成员。小组委员根据专业特点和个人特长，分别负责全院静脉输液质量管理、技术培训、科研训练等（图 2-1）。

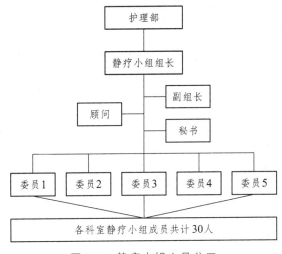

图 2-1　静疗小组人员分工

第二节　培训制度
——以德阳市人民医院静疗小组培训制度为例

　　为了规范我院的静脉输液治疗，不断提高静脉输液治疗质量，特制订静脉输液小组培训制度。

一、培 训

1. 培训管理

根据静疗小组委员会制订的培训计划实施 PDCA 管理。

2. 培训方式

（1）静疗小组成员培训；（2）分级培训：规培护士、护士、护师、主管护师培训；（3）全院护士培训。

3. 培训内容

静脉输液治疗基础知识、相关专业知识（科研、药物、品管圈等）、静脉输液新进展等。

4. 培训方法

采用讲座、讨论、小组培训、角色扮演、案例分析、模拟演练、户外拓展、参观访问等多样化培训方式，增加护士对学习的积极性，提高培训效率。

5. 培训师资

静疗小组委员、顾问、小组骨干成员及药剂科专业人员。

二、考 核

1. 培训现场考核

培训人员须按时参加培训，按要求签到；因故不能参加者，提前请假。培训结束后，现场抽问，进行效果评价。

2. 临床工作考核

在工作岗位上进行督导检查，全面了解静脉输液质量是否提高，并将结果进行反馈。

三、奖 惩

（1）对积极参加培训、表现突出、成绩优秀、在工作岗位上业绩突出者，静疗小组给予奖励。

（2）对参加培训的员工课堂表现差、培训后考核成绩差、工作业绩无提高的，应给予一定惩罚。

第三节 会诊制度

——以德阳市人民医院静疗小组会诊制度为例

一、会诊范围

（1）静脉输液穿刺困难；

（2）无 PICC 置管资质人员或在技术上无法单独开展 PICC 置管；

（3）深静脉置管维护过程中难以解决的问题；

（4）难以解决的静脉输液治疗相关并发症。

二、会诊流程

（1）申请科室责任护士向本科室静疗小组成员、护士长汇报，先行评估患者情况，填写会诊单，注明患者的一般资料及会诊理由，在会诊前做好各种资料准备，将会诊单送至被邀科室办公护士。会诊时报告病情，做好记录，会诊后认真组织实施会诊意见。

（2）普通会诊：接到会诊通知单的科室办公护士签字，写明收到时间，转交会诊人员在 24 小时内会诊。会诊后，会诊人员在护理记录单的《护理会诊》中书写会诊意见，及时打印并签全名。安置 CVC 或 PICC 导管均应提前 24～48 小时邀请会诊。

（3）急诊会诊：由会诊科室静疗小组成员或护士长提出，电话通知会诊人员，告知会诊原因。受邀人员在 20 分钟内到达，会诊后补填会诊单。

（4）非正常工作时间会诊：中午、夜间或节假日期间如遇静脉穿刺困难、疑难并发症等突发情况，应及时联系值班护士长，值班护士长立即到达，协助解决；如因长期穿刺导致血管硬化或无法确认血管位置等，应直接联系 ICU 会诊，行 CVC 置管或行静脉切开。

（5）疑难病例应由静疗小组组长或副组长会诊。

（6）凡涉及需要院内多科室共同解决的重要跨科病例，由申请科室护士长上报护理部，由护理部召集相关专业护理人员参加，组织会诊。

（7）院外请我院会诊，必须由邀请医院护理部与我院护理部联系并办理手续，安排静疗小组委员会相关成员前往会诊。未经医院同意，任何人不得私自到院外会诊。

三、静疗会诊流程

德阳市人民医院静疗会诊流程见图 2-2。

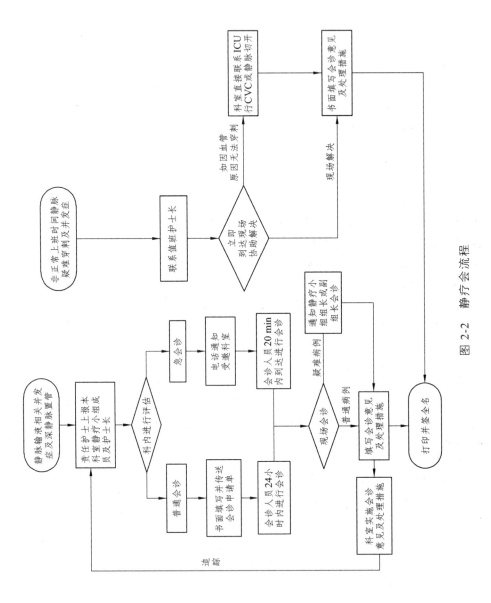

图 2-2　静疗会诊流程

第四节 资质认证

（1）按照卫计委颁布的 WS/T433—2013《静脉治疗护理技术操作规范》5.3 要求："PICC 置管操作应由经过 PICC 专业知识与技能培训、考核合格且有 5 年及以上临床工作经验的操作者完成"。

（2）为进一步规范我院 PICC 导管的安置，更好地开展 PICC 工作，保证患者安全，减少并发症和护理风险，提高护理质量以及患者的满意度，根据护士静脉输液操作准入行业化管理，结合我院实际情况，PICC 置管人员准入条件为：

① 5 年以上临床工作经历。

② 获得 PICC 专业知识与技能培训（具备以下其中任一项）：

a. 获得静疗专科护士资质者；

b. 获得肿瘤专科护士资质者；

c. 获得中华护理学会（PICC 生产厂家）颁布的 PICC 置管资质者。

③ 在本院 PICC 置管护士指导下完成 PICC 临床穿刺 15 例患者以上。

第五节 静脉输液治疗相关应急预案及流程

一、急性肺水肿

1. 应急预案及程序

（1）发现患者出现急性肺水肿症状时，立即停止输液或减慢输液速度。

（2）立即通知医生进行紧急处理。

（3）病情允许时将患者安置为端坐位，双下肢下垂，以减少回心血量，减轻心脏负荷；必要时进行四肢轮流结扎，每隔 5～10 分钟轮流放松一侧肢体止血带，可有效减少回心血量。

（4）给予高流量吸氧，提高肺泡内氧分压，增加氧的弥散，改善低氧血症；同时湿化瓶内加入 20%～30% 的酒精，降低肺泡内泡沫表面张力，使泡沫破裂消散，从而改善肺部气体交换，改善缺氧状态。

（5）遵医嘱给予镇静剂，使用平喘、强心、利尿和扩血管药物，以舒张周围血管，加速液体排出，减少回心血量，减轻心脏负荷。

（6）安抚患者及家属。

（7）认真记录抢救过程。

（8）加强巡视，重点交接班。

2. 抢救流程（图 2-3）

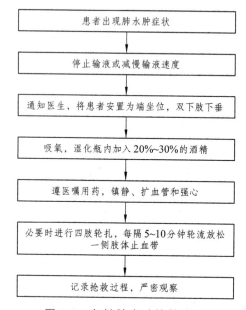

图 2-3　急性肺水肿抢救流程

二、输血反应

1. 应急预案及程序

（1）患者输血后突发畏寒、高热、气紧、恶心呕吐、血压波动、血红蛋白尿等输血反应，立即停止输血，报告医生。

（2）保留静脉通道，更换液体。

（3）保留余血送检，并重新进行交叉配血。

（4）遵医嘱给予抗过敏药物或升压药物。

（5）呼吸困难者给予吸氧。

（6）观察生命体征，循环衰竭者抗休克治疗。

（7）若为溶血反应，应做双侧腰部封闭，热敷双侧肾区，解除肾血管痉挛，保护肾脏；对少尿、无尿者，按急性肾衰竭处理。

（8）做好各种记录。

（9）填写输血反应报告卡，上报输血科。

（10）患者家属有异议时，立即按照有关程序对输血器具进行封存。

2. 抢救流程（图 2-4）

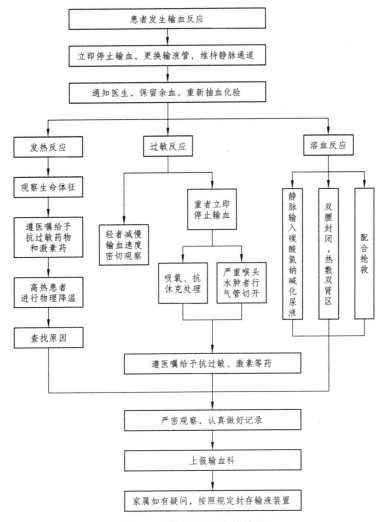

图 2-4　输血反应抢救流程

三、输液反应

1. 应急预案及程序

（1）立即停止所输液体，保留静脉通道，更换输液器和液体。

（2）报告医生，遵医嘱给药。

（3）情况严重者就地抢救，必要时心肺复苏。

（4）记录患者生命体征、一般情况和抢救过程。

（5）及时报告护理部、院感科、药剂科、消毒供应中心。

（6）保留输液器、药液送消毒供应中心和药剂科，同时取相同批号的液体、输液器和注射器分别送检。

（7）患者家属有异议时，立即按照有关程序对输液器具进行封存。

2．抢救流程（图 2-5）

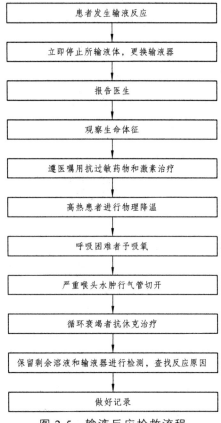

患者发生输液反应

立即停止所输液体，更换输液器

报告医生

观察生命体征

遵医嘱用抗过敏药物和激素治疗

高热患者进行物理降温

呼吸困难者予吸氧

严重喉头水肿行气管切开

循环衰竭者抗休克治疗

保留剩余溶液和输液器进行检测，查找反应原因

做好记录

图 2-5　输液反应抢救流程

四、药物过敏性休克

1．应急预案及程序

（1）立即停止使用引起过敏的药物，就地抢救，并迅速报告医生。

（2）立即平卧，遵医嘱皮下注射 0.1%肾上腺素 1 mg，小儿酌减。如症状不缓解，每隔 30 min 再皮下注射或静脉注射 0.1%肾上腺素 0.5 mg，直至脱离危险期。注意保暖。

（3）改善缺氧症状：给予氧气吸入，呼吸抑制时遵医嘱给予呼吸兴奋剂；呼吸暂停时，立即行人工呼吸；发生喉头水肿时，立即准备气管插管，必要时配合行气管切开。

（4）迅速建立静脉通道，补充血容量，必要时建立静脉双通道。遵医嘱应用晶体液、升压药维持血压，应用氨茶碱解除支气管痉挛，此外还可给予抗组胺及皮质激素类药物。

（5）发生心脏骤停，立即行心肺复苏抢救。

（6）密切观察患者的意识、体温、脉搏、呼吸、血压、尿量及其他临床变化，患者未脱离危险前不宜搬动。

（7）及时、准确记录抢救过程。

2. 抢救流程（图 2-6）

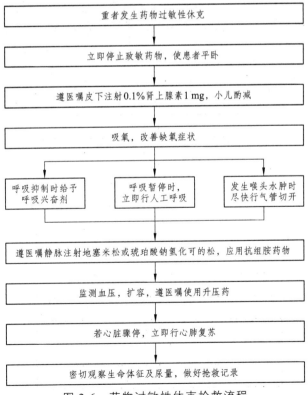

图 2-6　药物过敏性休克抢救流程

五、化疗药物外渗

1. 应急预案及程序

（1）化疗药物外渗，立即停止化疗药物的输注，保留针头连接注射器，回抽外渗血液及体液，并报告护士长、主管医师及责任组长。

（2）护士长和护士及时了解化疗药物的名称、剂量、输注方法，评估患者药物外渗的部位、面积、量、皮肤颜色、温度、疼痛的性质。

（3）立即遵医嘱使用相应的解毒剂做皮下封闭：地塞米松、利多卡因、8.4%碳酸氢钠。

（4）根据外渗药物的性质，酌情选择33%硫酸镁湿敷、中药外敷或冰敷。72小时内禁止使用任何方式的热敷，3天后仍肿胀、疼痛，可 TDP 理疗。

（5）抬高患肢并制动，减轻因药物外渗引起的肢体肿胀。

（6）药物外渗局部有破溃、感染时，应报告医生及时给予清创、换药处理。

（7）严密观察患者局部皮肤反应，并记录处理过程及效果。

（8）外渗部位未痊愈前，禁止在外渗区域周围及远心端再行各种穿刺注射。

（9）关心体贴患者，做好心理护理，减轻患者的恐惧、不安情绪，以取得患者的合作。

2. 抢救流程（图 2-7）

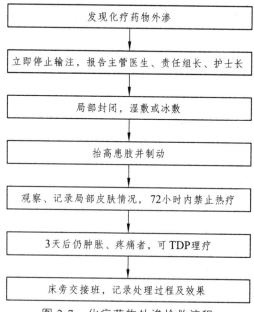

图 2-7　化疗药物外渗抢救流程

六、PICC 导管断裂

1. 应急预案及程序

（1）发现 PICC 导管断裂，立即报告护士长、医生或责任组长。

（2）如体外部分导管断裂：根据实际情况进行修复或拔管。

（3）如体内部分导管断裂：立即加压固定导管，用手指按压导管远端的血管或立即于上臂腋部扎止血带。嘱患者制动，行放射介入定位，在 X 线引导下，取出导管。

（4）做好心理指导。

2. 抢救流程（图 2-8）

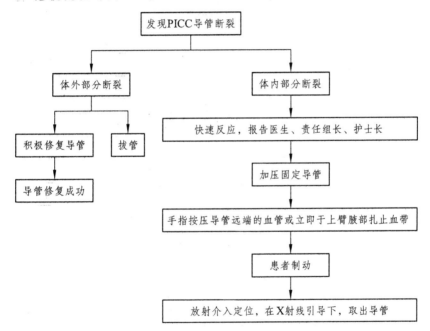

图 2-8　PICC 导管断裂抢救流程

七、空气栓塞

1. 应急预案及程序

（1）输液前排尽空气，输液过程中，护士及时巡视、密切观察，及时更换液体，以免空气进入静脉形成栓塞。

（2）当发现空气进入体内时，立即夹闭静脉通路，阻止空气进一步进入。

（3）让患者处于头低足高左侧卧位，使空气进入右心室，避开肺动脉入口（由于心脏的跳动，空气被混成泡沫，分次小量进入肺动脉内），同时通知医生，配合做好应急处理。

（4）立即给患者高流量吸氧，有条件者可行高压氧治疗。

（5）如有抽搐，遵医嘱用药：如地西泮、激素等。

（6）病情稳定后，详细记录空气进入原因、空气量及抢救处理过程。

（7）加强巡视，重点交接班。

2. 抢救流程（图 2-9）

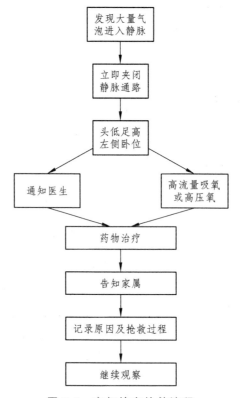

图 2-9　空气栓塞抢救流程

第三章 静脉输液治疗操作实践标准

第一节 操作流程及评分标准

一、留置针静脉输液操作考核表

科室：　　　　　　姓　　名：　　　　　　工作年限：

职称：　　　　　　考核老师：　　　　　　考核成绩：

项目	操作方法	考核点	评分细则（标准）	扣分
操作标准(21分)	护士：着装整洁、洗手、戴口罩	操作者（5分）	着装不规范扣0.5~2分	
			未洗手扣3分，洗手不规范或程序错误各0.5~1分	
	用物 治疗车上层：药液、安尔碘、棉签、留置针、敷贴、胶布、输液器、压脉带、弯盘、输液执行单或PDA 治疗车下层：锐器盒、各医疗垃圾收集筐	用物（8分）	用物少一件扣1分，放置乱的情扣0.5~2分	
	评估 患者：心理状况，对输液相关知识的了解程度、配合程度；根据病情、输液量、年龄选择合适的静脉血管；询问是否需要大小便 环境：空气洁净，环境整洁，光线充足，利于操作；是否备有输液架	评估（8分）	未评估病情、血管情况、药物对血管的影响各扣2分	
			未评估环境扣2分	
操作步骤(60分)	1）携用物至床旁，核对信息（腕带、输液执行单、床头卡、有PDA的科室必须用PDA查对），详细进行三查八对 2）讲解静脉输液的目的及药物的作用，解释留置静脉针的目的 3）选择合适血管，洗手	查对安全舒适（13分）	未查对扣2分，查对项目不全扣0.5~1分	
			查对方法不正确扣2分	
			未解释取得配合扣1~2分	
			未协助患者取舒适体位扣1~2分	
			选血管不当扣0.5~2分	
			未洗手扣3分，洗手不规范或程序错误各扣0.5~1分	

项目	操作方法	考核点	评分细则（标准）	扣分
操作步骤（60分）	4）检查用物包装及有效期，检查药液质量 5）第一次消毒液体瓶口 6）消毒皮肤，范围≥8 cm×8 cm 7）再次消毒液体瓶口，待干 8）将输液器插入瓶塞至根部，关闭调节器，连接留置针 9）扎压脉带（位置在进针点上方10 cm处，时间不超过2分钟，松紧度适宜） 10）再次消毒皮肤，待干 11）操作中查对，将药袋挂于输液架上，一次性排气成功 12）松动针芯：一手固定导管座，一手垂直向上轻轻除去护针帽，左右转动针芯，切忌上下拉动 13）嘱患者握拳，穿刺，送入导管，撤针芯激活针尖保护装置，针芯丢弃在锐器盒中 14）松止血带，嘱患者松拳，松开调节器，看液体是否通畅（三松一看） 15）妥善固定；以穿刺点为中心，固定无菌透明敷贴，延长管U形固定，肝素帽要高于导管尖端，且与血管平行，敷贴要将隔离塞完全覆盖，规范书写置管时间（留置日期、时间） 16）遵医嘱调节输液滴数	输液（38分）	未检查用物扣2分，检查用物不全酌情扣0.5～1分 未消毒输液瓶口扣2分，消毒不规范扣1分 未消毒皮肤不及格；消毒范围不够酌情扣0.5～2分 未再次消毒输液瓶口扣1～2分，消毒不规范扣0.5分 输液器连接不当扣1～2分，污染未更换不及格 扎压脉带位置不当、时间过长扣1～2分 未再次消毒皮肤扣2分，消毒不规范扣0.5～1分 操作中未查对扣2分 一次排气不成功、手法不流畅、浪费药液酌情各扣0.5～2分 未正确松动针芯扣1～2分 进针技巧欠佳（包括绷皮不紧、角度错误、拔除针芯方法错误）各扣1～2分 穿刺不成功扣3分 未做到三松一看扣1～2分 固定方法不正确扣0.5～1分 未按医嘱调节滴数扣1～2分	

项目	操作方法	考核点	评分细则（标准）	扣分
操作步骤(60分)	17）协助患者取舒适卧位，整理床单元。将呼叫器置于患者易取之处，对患者及家属进行健康教育 18）洗手后再次查对，无误后签全名 19）终末处置	整理记录（9分）	未协助患者取舒适体位扣1分	
			未进行健康宣教扣1分	
			未洗手扣3分，洗手不认真、程序错误扣0.5~1分	
			未签名扣 1~2分	
			终末处理不正确扣1~2分	
整体评价(19分)	1）操作严谨、熟悉操作程序，有计划性 2）沟通到位，有爱伤观念 3）在规定时间内完成 4）掌握操作相关理论知识 5）整体质量	态度沟通（4分）	操作不严谨扣2分	
			缺乏沟通扣2分	
		整体计划操作时间13分钟（10分）	无职业防护和院内感染管理意识扣3分	
			整体操作不流畅扣2分	
			无计划性扣2分	
			颠倒顺序一次扣2分	
			超时扣1分	
		提问（5分）	回答错误扣 5分，回答不全面扣1~2分	
得分				
存在问题：				

目的：

（1）为患者建立静脉通路，便于抢救，适用于长期输液患者，并能减轻患者痛

40

苦，保护血管；

（2）补充血容量，改善微循环和维持血压；

（3）补充水和电解质，调节水、电解质和酸碱平衡；

（4）输入药物以治疗疾病；

（5）补充营养，供给热能，促进组织修复。

注意事项：

（1）严格执行无菌操作和查对制度；

（2）输液前应排尽空气，药液滴尽前及时更换药液或拔针，严防造成空气栓塞；

（3）留置针使用时间一般不超过 72～96 小时，注意保持穿刺部位清洁干燥；

（4）注意保护使用留置针的肢体，不输液时尽量避免肢体下垂，以免因为重力作用导致回血，堵塞导管；

（5）对患者进行健康教育及告知保护留置针的方法；

（6）静脉留置针首选前臂/手背静脉（粗直、弹性好、血流丰富），避开关节和静脉瓣，利于固定；

（7）留置针穿刺时注意绷紧皮肤,在消毒范围的 1/2～1/3 处穿刺，以 15°～30°角直刺静脉，进针速度要快，见回血后降低角度再进针少许，然后撤针芯 2～3 mm；

（8）留置针选择应在满足患者输液治疗的前提下，选择最短、最小型号；

（9）输液过程中应加强巡视，严密观察注射部位皮肤有无肿胀、针头有无脱出、阻塞或移位，针头和输液器是否衔接紧密，输液管有无扭曲受压，输液滴数是否适宜等。

二、已置留置针静脉输液操作考核表

科室：　　　　　　　　姓　　名：　　　　　　　工作年限：

职称：　　　　　　　　考核老师：　　　　　　　考核成绩：

项目	操作方法	考核点	评分细则（标准）	扣分
操作标准（21分）	护士：着装整洁、洗手、戴口罩	操作者（5分）	着装不规范扣 0.5～2 分	
			未洗手扣 3 分，洗手不规范或程序错误各扣 0.5～1 分	
	用物 治疗车上层：药液、消毒液、棉签、输液器、胶布、冲管液（生理盐水）、快速手消、	用物（8分）	用物少一件扣 1 分，放置乱酌情扣 0.5～2 分	

项目	操作方法	考核点	评分细则（标准）	扣分
操作标准(21分)	弯盘、输液执行单或 PDA 治疗车下层：锐器盒、各医疗垃圾收集筐			
	评估 患者：用药，查看留置针穿刺处有无红、肿、热、痛等不适；留置针有无脱出、断裂、漏液，延长管有无回血及留置时间；敷料是否清洁干燥，有无潮湿、渗血、卷边；是否需要大小便 环境：空气洁净，环境整洁，光线充足，利于操作；是否备有输液架	评估(8分)	未评估血管情况、药物对血管的影响各扣2分 未评估环境扣2分	
操作步骤(60分)	1）携用物至床旁，核对患者信息（腕带、输液执行单、床头卡），详细进行三查八对 2）解释静脉输液的目的及药物的作用 3）取下固定留置针肝素帽的胶布	查对安全舒适(12分)	未查对扣4分，查对项目不全扣0.5～2分 查对方法不正确扣2分 未解释取得配合扣2分 未协助患者取舒适体位扣2分 未取下固定留置针肝素帽的胶布扣2分	
	4）洗手，检查用物包装及有效期；检查药液及冲管液质量及有效期 5）第一次消毒液体瓶口，消毒肝素帽及周围皮肤（皮肤消毒范围≥5 cm×5 cm） 6）再次消毒液体瓶口，待干 7）再次消毒肝素帽及皮肤 8）将输液器针头插入瓶塞至根部，关闭调节器 9）操作中查对，将药袋挂于输液架上，一次性排气成功，连接头皮针与肝素帽 10）打开液体开关，遵医嘱调节输液滴数 11）妥善固定肝素帽及头皮针，U形固定，与血管平行，敷贴要将隔离塞完全覆盖，规范书写置管时间（留置日期、时间）	输液(38分)	未洗手扣3分，洗手不规范或程序错误各扣0.5～1分 未检查用物扣3分，检查用物不全酌情扣0.5～1分 未消毒输液瓶口扣3分，消毒不规范扣1分 未消毒皮肤不及格；消毒范围不够酌情扣0.5～2分 未再次消毒输液瓶口扣2分，消毒不规范扣0.5～1分 输液器连接不当扣2分，有污染扣2分	

续表

项目	操作方法	考核点	评分细则（标准）	扣分
操作步骤（60分）		输液（38分）	未再次消毒皮肤扣4分，消毒不规范扣0.5~1分	
			未待干扣2分	
			操作中未查对扣4分	
			一次排气不成功、手法不流畅、浪费药液酌情扣0.5~2分	
			未按医嘱调节滴数扣4分	
			固定方法不正确扣3分	
	12）协助患者取舒适卧位，整理床单元。将呼叫器置于患者易取之处，对患者及家属进行健康教育 13）洗手后再次查对，无误后签全名 14）终末处置	整理记录（10分）	未协助患者取舒适体位扣2分	
			未进行健康宣教扣1分	
			未洗手扣3分，洗手不认真、程序错误扣0.5~1分	
			未签名扣2分	
			终末处理不正确扣2分	
整体评价（19分）	1）操作严谨，熟悉操作程序，有计划性 2）沟通到位，有爱伤观念 3）在规定时间内完成 4）掌握操作相关理论知识	态度沟通（4分）	操作不严谨扣2分	
			缺乏沟通扣2分	
		整体计划操作时间11分钟（10分）	无职业防护和院内感染管理意识扣5分	
			整体操作不流畅扣2分，无计划性扣2分	
			颠倒程序扣1分	
			超时扣1分	
		提问（5分）	回答错误扣5分，回答不全酌情扣1~2分	
得分				
存在问题：				

目的：

（1）利用已建立的血管通道，避免反复穿刺血管，减轻患者痛苦；

（2）补充血容量，改善微循环和维持血压；

（3）补充水和电解质，调节水、电解质和酸碱平衡；

（4）输入药物以治疗疾病；

（5）补充营养，供给热能，促进组织修复。

注意事项：

（1）严格执行无菌操作和查对制度；

（2）输液前应排尽空气，药液滴尽前及时更换药液或拔针，严防造成空气栓塞；

（3）留置针使用时间一般不超过 72～96 小时，注意保持穿刺部位清洁干燥；

（4）注意保护使用留置针的肢体，不输液时尽量避免肢体下垂，以免因为重力作用导致回血，堵塞导管；

（5）对患者进行健康教育及告知保护留置针的方法；

（6）输液过程中应加强巡视，严密观察注射部位皮肤有无肿胀，针头有无脱出、阻塞或移位，针头和输液器是否衔接紧密，输液管有无扭曲受压，输液滴数是否适宜等。

三、已置留置针取液体操作考核表

科室：　　　　　　　姓　　名：　　　　　　　工作年限：

职称：　　　　　　　考核老师：　　　　　　　考核成绩：

项目	操作方法	考核点	评分细则（标准）	扣分
操作标准(21分)	护士：着装整洁、洗手、戴口罩	操作者(5分)	着装不规范扣0.5～2分	
			未洗手扣 3 分，洗手不规范或程序错误各扣 0.5～1 分	
	用物 治疗车上层：棉签、消毒液、5 ml 空针 1 具、封管液（生理盐水或 1.25 万单位的肝素钠稀释至 100 ml 生理盐水中，新生儿除外）、快速手消、输液执行单或 PDA 治疗车下层：锐器盒、医疗垃圾筐、输液袋收集筐	用物(8分)	用物少一件扣 1 分，放置乱酌情扣 0.5～2 分	

项目	操作方法	考核点	评分细则（标准）	扣分
操作标准（21分）	评估 　患者：留置针处有无静脉炎、液体外渗、局部不适等异常情况，若有应及时拔管；治疗是否按计划完成 　环境：环境整洁，光线充足，利于操作	评估（8分）	未评估血管情况、治疗计划完成情况各扣2分 未评估环境扣2分	
操作步骤（60分）	1）携用物至床旁，解释、核对患者信息（腕带、输液执行单、床头卡），查对患者液体组数，确定输液治疗计划已完成 2）关闭液体开关，松胶布，将头皮针针尖斜面退至肝素帽内	查对安全舒适（12分）	未查对扣3分，查对项目不全扣0.5~1分 查对方法不正确扣1~3分 未解释取得配合扣2分 未关闭开关扣2分 未将头皮针针尖斜面退至肝素帽内扣2分	
	3）洗手，检查棉签、消毒液、封管液及空针的质量与有效期 4）消毒封管液瓶口，待干 5）再次消毒封管液瓶口，待干 6）抽吸3~5ml封管液 7）分离输液器乳头，连接头皮针，脉冲式冲管（推一下、停一下），剩0.5ml时正压封管边推液边拔针尖，推液速度大于拔针速度，注意防止针刺伤 8）针头弃于锐器盒，其他医疗垃圾分类放置 9）尽量靠近针座（穿刺点处）夹紧滑动夹，防止血液逆流	取液（38分）	未洗手扣3分，洗手不规范或程序错误各扣0.5~1分 未检查用物扣4分，检查用物不全酌情扣1~3分 未消毒封管液瓶口扣3分，消毒不规范扣1分 未再次消毒封管液瓶口扣3分，消毒不规范扣1分 抽吸封管液方法不正确扣1~3分 封管液量不足扣2分 未脉冲式冲管扣4分 未正压封管扣4分 针头未及时入锐器盒扣4分 未夹滑动夹扣4分 滑动夹位置固定不妥当扣4分	

项目	操作方法	考核点	评分细则（标准）	扣分
操作步骤（60分）	10）协助患者取舒适卧位，整理床单元，询问患者有无不适及其他需要 11）洗手，脱口罩，再次核对，告知注意事项 12）用物处置（治疗车推回处置室进行终末处理，医疗垃圾分类处置）	整理记录（10分）	未协助患者取舒适体位扣3分	
			未进行健康宣教扣2分	
			未洗手扣2分，洗手不认真、程序错扣0.5~1分	
			未再次核对扣1分	
			终末处理不正确扣2分	
整体评价（19分）	1）操作严谨，熟悉操作程序，有计划性 2）沟通到位，有爱伤观念 3）在规定时间内完成 4）掌握操作相关理论知识	态度沟通（4分）	操作不严谨扣2分	
			缺乏沟通扣2分	
		整体计划操作时间5分钟（10分）	无职业防护和院内感染管理意识扣5分	
			整体操作不流畅扣2分，无计划性扣2分	
			颠倒程序扣1分	
			超时扣1分	
		提问（5分）	回答错误扣5分，回答不全酌情扣1~2分	
得分				
存在问题：				

注意事项：

（1）正压封管，规范夹闭滑动夹；

（2）嘱咐患者尽量减少肢体的活动，避免穿刺处敷料潮湿；

（3）静脉留置针最佳留置时间72~96小时，若留置针穿刺部位有红肿、疼痛等异常情况，及时拔管，并给予相应处理。

四、安置 PICC 操作考核表

科室：　　　　　　　姓　　名：　　　　　　　工作年限：

职称：　　　　　　　考核老师：　　　　　　　考核成绩：

项目	操作方法	考核点	评分细则（标准）	扣分
操作标准 (21分)	护士：着装整洁、洗手、戴口罩	操作者 （3分）	着装不规范扣 0.5~2分	
			未洗手扣2分，洗手不规范或程序错误各扣0.5~1分	
	用物 治疗车上层：PICC 套装、消毒液、棉签、胶布、快速手消、弯盘、10~20 ml 空针2具、冲管液（生理盐水）、封管液（生理盐水或1.25万单位的肝素钠稀释至100 ml 生理盐水中，新生儿除外）肝素帽（普通 PICC 导管需用） 治疗车下层：锐器盒、各医疗垃圾收集筐	用物 （8分）	用物少一件扣 1分，放置乱码情扣 0.5~2分	
	评估： 患者：血管（首选贵要静脉，其次为肘正中静脉、头静脉）及局部皮肤组织情况，病情及身体状况，出凝血情况，白细胞、血小板、血糖、血压等各项相关指标；心理状况，对 PICC 相关知识的了解程度、配合程度；询问是否需要大小便；签署《PICC 置管知情同意书》 环境：严格的无菌操作环境，整洁、光线充足，利于操作	评估 （10分）	未评估病情、血管情况、各项指标、药物对血管的影响等各扣2分	
			未签署知情协议书不得分	
			环境不符合要求扣3分	
操作步骤 (60分)	1）备齐用物，核对患者信息（腕带),详细进行三查八对 2）解释操作目的、意义及流程，取得配合 3) 在预期穿刺部位以上10 cm 扎压脉带；评估患者的血管状况，选择右侧贵要静脉为最佳穿刺血管；松开压脉带；测量导管置入长度、臂围	查对 安全 舒适 （12分）	未查对扣2分，查对项目不全扣0.5~1分	
			未解释取得配合扣2分	
			未协助患者取舒适体位扣2分	
			未垫治疗巾或选血管不当扣 0.5~1分	
	4）洗手，打开 PICC 无菌包，戴无菌手套，将第一块治疗巾垫在手臂下 5）按照无菌原则消毒穿刺点，消毒范围是穿刺点周围 20 cm×20 cm，至少消毒2	输液 （35分）	未洗手扣0.5~1分	
			未按无菌原则开包1~2分	

项目	操作方法	考核点	评分细则（标准）	扣分
操作步骤（60分）	遍，待干 6）穿无菌手术衣（助手协助），戴无菌手套 7）建立无菌区：铺治疗巾、放置压脉带、铺孔巾，扩大无菌区 8）助手：准备 10～20 ml 空针 2 具、PICC 导管，按照无菌原则消毒冲、封管液瓶口 9）操作者抽吸冲、封管液，预冲导管、肝素帽、连接器（三向瓣膜导管需用）；普通导管剪裁长度(三向瓣膜导管操作结束时剪裁) 10）扎压脉带，实施静脉穿刺，穿刺进针角度为 15°～30°，直刺血管，见回血立即放低穿刺角度，推入导入针，确保导入鞘管的尖端处于静脉内 11）松开压脉带，左手食指、中指轻轻压在套管尖端所处的血管上，减少血液流出，取出导入针针芯 12）使用无菌镊缓慢、轻柔置入 PICC 导管 13）当导管置入预计长度时，即可退出导入鞘 14）撕开导入鞘，并从导管上剥下，在移出导入鞘时注意保持导管的位置 15）撤出导引钢丝，动作轻柔 16）用生理盐水注射器抽吸回血（三向瓣膜不用抽吸），并注入生理盐水，确定是否通畅 17）普通导管连接肝素帽，正压封管；三向瓣膜导管先剪裁长度，连接连接器及肝素帽，正压封管 18）清除穿刺点血迹，在穿刺点上方放置小无菌纱布（1.5 cm×1.5 cm）吸收渗血 19）将体外导管呈"S"形或"C"形弯曲固定 20）覆盖无菌敷料，加压粘贴，并注明穿刺日期、时间 21）X 线拍片确定导管尖端位置 22）协助患者取舒适卧位，整理床单元，对患者及家属进行 PICC 相关知识及健康教育	输液（35分）	消毒不规范扣 2～3 分 无菌手术衣的穿戴不符合无菌原则扣 0.5～2 分 无菌区域的建立不符合无菌原则扣 0.5～2 分 助手准备用物不规范扣 0.5～1 分 准备导管不妥扣 1～2 分，无菌物品摆放顺序不规范扣 1～2 分 扎压脉带位置不当、时间过长扣 1～2 分，进针技巧欠佳（包括绷皮不紧、角度错误、退针再进）各扣 1 分 取针芯手法不当，血液流出过多扣 1～2 分 置管方法不当，动作不轻柔扣 2 分 撕开导入鞘方法不正确扣 0.5～1 分 撤除导入鞘、导丝的方法不正确扣 0.5～1 分 抽回血、冲管的方法不正确扣 2 分 肝素帽连接不紧扣 2 分，正压封管手法不正确扣 1～2 分 穿刺点周围血迹清除不彻底扣 1 分，止血方法不当扣 2 分	

项目	操作方法	考核点	评分细则（标准）	扣分
操作步骤（60分）	23）洗手后再次查对，无误后签全名，并做好记录 24）终末处置	输液（35分）	导管固定方法不正确扣1分	
			未注明穿刺日期、时间扣1分	
			未确定导管尖端位置扣2分	
		整理记录（13分）	未协助患者取舒适体位扣2分	
			未进行健康宣教扣1分	
			未洗手扣2分，洗手不认真、程序错扣0.5～1分	
			未签名扣1分	
			未做记录扣1分	
			终末处理不正确扣1分	
整体评价（19分）	1）操作严谨，熟悉操作程序，有计划性 2）沟通到位，有爱伤观念 3）在规定时间内完成 4）掌握操作相关理论知识	态度沟通（4分）	操作不严谨扣2分	
			缺乏沟通扣2分	
		整体计划操作时间30分钟（10分）	无职业防护和院内感染管理意识扣4分	
			整体操作不流畅扣2分，无计划性扣2分	
			颠倒程序扣1分	
			超时扣1分	
		提问（5分）	回答错误扣5分，回答不全酌情扣1～2分	
得分				
存在问题：				

目的：

用于 5 天以上的中长期静脉治疗和（或）静脉输注刺激性药物，如化疗药物、高渗药物、TPN 等，以保护患者外周静脉，减轻痛苦。

注意事项：

（1）置管前签署 PICC 同意书；

（2）血管的选择：首选贵要静脉，次选肘正中静脉，末选头静脉，右侧上肢优于左侧；

（3）严格无菌操作，防止穿刺部位感染；

（4）操作中保持患者穿刺侧手臂与身体成 90°角；

（5）当导管在推进过程中遇到阻力时，可冲适量生理盐水，使导管末端漂浮起来，易于推进，禁止暴力送管；

（6）确保患者曲肘时导管与托盘连接处不折叠，避免胶布直接接触导管；

（7）操作结束后，穿刺点适当加压包扎，胸片确定导管尖端位置；

（8）术后 24 小时内更换敷贴，观察局部出血情况，以后酌情每周更换 1~2 次；

（9）患者植入 PICC 导管侧手臂不提重物、不做引体向上、不托举哑铃等持重锻炼，并需避免游泳等；

（10）PICC 导管不能用于 CT、磁共振检查时高压注射泵推注造影剂。

五、PICC 维护操作考核表

科室：　　　　　　　　姓　名：　　　　　　　　工作年限：

职称：　　　　　　　　考核老师：　　　　　　　考核成绩：

项目	操作方法	考核点	评分细则（标准）	扣分
操作标准（21分）	护士：着装整洁，洗手，戴口罩	操作者（5分）	着装不规范扣0.5~2分	
			未洗手扣 3 分，洗手不规范或程序错误各扣0.5~1分	
	用物 治疗车上层：消毒液、棉签、胶布、快速手消、弯盘、维护手册、治疗巾、卷尺、10~20 ml 空针 2 具、肝素帽、纱布、冲管液（生理盐水）、封管液（生理盐水或 1.25 万单位的肝素钠稀释至	用物（8分）	用物少一件扣 1 分，放置乱酌情扣 0.5~2分	

项目	操作方法	考核点	评分细则（标准）	扣分
操作标准（21分）	100 ml生理盐水中，新生儿除外） 治疗车下层：锐器盒、各医疗垃圾收集筐	用物（8分）		
	评估 患者：穿刺点有无静脉炎，穿刺处上臂有无疼痛，导管内有无出血，敷贴有无卷边，导管外露长度及臂围 环境：环境整洁，光线充足，利于操作	评估（8分）	未评估穿刺处局部情况、臂围、导管长度各扣2分 未评估环境扣2分	
操作步骤（60分）	1）准备用物，核对患者信息，向患者解释操作目的，以取得合作，取舒适体位 2）在穿刺肢体下铺治疗巾，用卷尺测量肘正中上方10 cm处臂围	查对安全舒适（10分）	未查对扣2分，查对项目不全扣0.5~1分 查对方法不正确扣2分 未解释取得配合扣1分 未协助患者取舒适体位扣2分 未测量臂围扣2分，方法不正确扣0.5~1分 未垫治疗巾扣1分	
	3）洗手，检查用物 4）去除透明敷贴外胶布 5）轻压穿刺点，沿四周平拉透明敷贴，自下而上去除原有透明敷贴 6）洗手 7）提起导管，取消毒液以穿刺点为中心消毒皮肤及导管，消毒范围在10 cm×10 cm以上，（消毒棉签可在穿刺处多停留几秒钟）待干 8）再次消毒皮肤及导管 9）调整导管位置（尽量不与前一次导管摆放位置重复） 曲45°，观察导管有无折叠，以"C"形、"U"形或"S"形固定 10）无张力放置透明敷贴，按压导管边缘及透明敷贴四周，再次曲肘，观察导管有无折叠，使其紧贴皮肤无气泡	维护过程（40分）	未洗手扣2分，洗手不规范或程序错误各扣0.5~1分 未检查用物扣2分，检查用物不全酌情扣0.5~1分 去除敷贴方法不正确扣2分 未再次洗手扣2分，洗手不规范或程序错误各扣0.5~1分 未消毒外露导管扣2分，消毒不规范扣0.5~1分 未消毒皮肤不及格，消毒范围不够酌情扣0.5~1分	

项目	操作方法	考核点	评分细则（标准）	扣分
操作步骤（60分）	11）注明更换时间 12）反折导管接头 13）取下旧肝素帽 14）消毒导管接头，更换肝素帽 15）用10～20 ml生理盐水注射器脉冲式冲洗导管（推一下，停一下） 16）用10～20 ml封管液正压封管（推一下，停一下，最后剩0.5 ml边推边退） 17）无菌纱布包裹肝素帽，胶布固定妥当	维护过程（40分）	未再次消毒外露导管扣3分，消毒不规范扣0.5～1分 未再次消毒皮肤扣3分，消毒不规范扣0.5～1分 导管固定方法不正确扣1～4分 敷贴固定方法不正确扣1～4分 敷贴未注明更换时间扣1分 取肝素帽方法不正确扣2分 导管接头未消毒扣3分，消毒不规范扣0.5～1分 更换肝素帽方法不正确扣2分 未冲管扣3分，冲管方法不正确扣0.5～1分 未封管扣3分，封管方法不正确扣0.5～1分 未妥善固定扣2分	
	18）整理用物，协助患者取舒适体位 19）整理床单元，向患者交代注意事项及健康教育 20）洗手，在维护手册上填写相关资料及数据 21）终末处置	整理记录（10分）	未协助患者取舒适体位扣2分 未进行健康宣教扣2分 未洗手扣2分，洗手不认真、程序错扣0.5～1分 操作后未填写相关资料扣2分，相关资料填写不全扣0.5～1分 终末处理不正确扣2分	

续表

项目	操作方法	考核点	评分细则（标准）	扣分
整体评价（19分）	1）操作严谨、熟悉操作程序，有计划性 2）沟通到位，有爱伤观念 3）在规定时间内完成 4）掌握操作相关理论知识	态度沟通（4分）	操作不严谨扣2分	
			缺乏沟通扣2分	
		整体计划操作时间 10分钟（10分）	无职业防护和院内感染管理意识扣5分	
			整体操作不流畅扣2分，无计划性扣2分	
			颠倒程序扣1分	
			超时扣1分	
		提问（5分）	回答错误扣5分，回答不全酌情扣1~2分	
得分				
存在问题：				

目的：

观察导管穿刺局部情况，保持导管通畅，延长导管留置时间，预防导管相关性并发症。

注意事项：

（1）每周对 PICC 导管进行 1~2 次维护；

（2）评估穿刺点有无红肿、热痛、渗液及导管外露长度、臂围等；

（3）严格无菌操作；

（4）用 10~20 ml 以上注射器抽取冲管液和封管液（生理盐水或 1.25 万单位的肝素钠稀释至 100 ml 生理盐水中）脉冲式冲管并正压封管；

（5）导管呈"C""S"或"U"形固定，确保患者曲肘时导管与托盘连接处不折叠，避免导致导管破裂或断裂；

（6）胶布不能直接接触体外导管，无菌透明敷贴应完全覆盖体外导管，避免发生感染；

（7）肝素帽每周更换 1~2 次，输注血液或胃肠外营养液，需 24 小时更换一次；

（8）更换敷料时，自下而上去除敷料，切忌将导管带出体外；

（9）如发生 PICC 相关并发症，及时给予处理。

六、已置 PICC 静脉输液操作考核表

科室：　　　　　　　姓　　名：　　　　　　工作年限：

职称：　　　　　考核老师：　　　　　　考核成绩：

项目	操作方法	考核点	评分细则（标准）	扣分
操作标准 (21分)	护士：着装整洁，洗手，戴口罩	操作者 （5分）	着装不规范扣 0.5～2分	
			未洗手扣3分，洗手不规范或程序错误各扣0.5～1分	
	用物 治疗车上层：药液、消毒液、棉签、纱布、卷尺、输液器、胶布、10～20 ml 空针 1 具、冲管液（生理盐水）、快速手消、弯盘、输液执行单或 PDA 治疗车下层：锐器盒、各医疗垃圾收集筐	用物 （8分）	用物少一件扣 1分，放置乱酌情扣0.5～2分	
	评估 患者：心理状况，对输液相关知识的了解程度、配合程度；评估患者 PICC 穿刺处有无红、肿、热、痛等不适；评估臂围；评估 PICC 导管有无脱出、回血；敷贴是否清洁干燥，有无渗血、卷边；询问是否需要大小便 环境：环境整洁，光线充足，利于操作；是否备有输液架	评估 （8分）	未评估穿刺处局部情况、臂围、导管长度各扣2分	
			未评估环境扣 2分	
操作步骤 (60分)	1）携用物至床旁，核对患者信息（腕带、输液执行单或 PDA、床头卡） 2）解释静脉输液的目的及药物的作用	查对安全舒适 （12分）	未查对扣 3分，查对项目不全扣0.5～1分	
			查对方法不正确扣2分	
			未解释取得配合扣2分	
			未协助患者取舒适体位扣2分	
			未洗手扣3分，洗手不规范或程序错误各扣0.5～1分	

项目	操作方法	考核点	评分细则（标准）	扣分
操作步骤（60分）	3）检查用物包装及有效期；检查药液及冲管液的质量及有效期 4）消毒液体瓶口 5）取下固定导管及肝素帽外面的纱布和胶布，洗手。 6）消毒肝素帽及周围皮肤（皮肤消毒范围≥8 cm×8 cm）。 7）再次消毒液体瓶口，待干 8）再次消毒肝素帽及皮肤，待干 9）将输液器针头插入瓶塞至针头根部，关闭调节器 10）用 10 ml 生理盐水冲管液接肝素帽，普通导管抽回血（三向瓣膜不抽回血），见回血后脉冲式冲管(无回血，冲洗有阻力时，应考虑导管堵塞，马上处理，切忌用力推注） 11）操作中查对，将药袋挂于输液架上，一次性排气成功，连接头皮针与肝素帽 12）打开液体开关，遵医嘱调节输液滴数 13）更换无菌纱布，妥善固定肝素帽及头皮针	输液（35分）	未检查用物扣 3分，检查用物不全酌情扣 0.5～2 分 未消毒液体瓶口扣 3 分，消毒不规范扣 1 分 未洗手扣 3 分，洗手不规范或程序错误各扣 0.5～2 分 未再次消毒液体瓶口扣 3 分，消毒不规范 0.5～2 分 消毒未待干扣 2分 未再次消毒肝素帽及皮肤扣 3 分，消毒不规范扣 0.5～2 分 输液器连接不当扣 2 分，有污染扣 2 分 未冲管扣 4 分，冲管方法不正确扣 0.5～2 分 操作中未查对扣 3 分 一次排气不成功、手法不流畅、浪费药液酌情扣 1～3 分 未按医嘱调节滴数扣 2 分 固定方法不正确扣 2 分	
	14）协助患者取舒适卧位，整理床单元，将呼叫器置于患者易取之处，对患者及家属进行健康教育 15）洗手后再次查对，无误后签全名 16）用物处置（治疗车推回处置室进行终末处理，医疗垃圾分类处置）	整理记录（13分）	未协助患者取舒适体位扣 2 分 未进行健康宣教扣 2 分 未洗手扣 3 分，洗手不认真、程序错扣 0.5～1 分	

续表

项目	操作方法	考核点	评分细则（标准）	扣分
操作步骤（60分）		整理记录（13分）	操作后未查对扣3分	
			未签名扣2分	
			终末处理不正确扣1分	
整体评价（19分）	1）操作严谨，熟悉操作程序，有计划性 2）沟通到位，有爱伤观念 3）在规定时间内完成 4）掌握操作相关理论知识	态度沟通（4分）	操作不严谨扣2分	
			缺乏沟通扣2分	
		整体计划操作时间14分钟（10分）	无职业防护和院内感染管理意识扣4分	
			整体操作不流畅扣2分，无计划性扣2分	
			颠倒程序扣1分	
			超时扣1分	
		提问（5分）	回答错误扣5分，回答不全酌情扣1~2分	
得分				
存在问题：				

目的：

（1）适用于需长期静脉输液，反复输血和血制品，胃肠外营养，输注强刺激性、发疱性药物、高渗透性药物、TPN 等的患者；

（2）便于抢救；

（3）减轻患者痛苦，保护血管。

注意事项：

（1）严格无菌操作，妥善固定外露导管及肝素帽；

（2）脉冲式冲管；

（3）输液过程中加强巡视，观察 PICC 有无脱管、堵管等相关并发症发生。

七、已置 PICC 取液体操作考核表

科室：　　　　　　　姓　　名：　　　　　　　工作年限：

职称：　　　　　　　考核老师：　　　　　　　考核成绩：

项目	操作方法	考核点	评分细则（标准）	扣分
操作标准（21分）	护士：着装整洁，洗手，戴口罩	操作者（5分）	着装不规范扣0.5~2分 未洗手扣3分，洗手不规范或程序错误各扣 0.5~1分	
	用物 治疗车上层：棉签、消毒液、10~20 ml空针2具、冲管液（生理盐水）、封管液（生理盐水或 1.25 万单位的肝素钠稀释至100 ml生理盐水中）、快速手消、输液执行单或 PDA 治疗车下层：锐器盒、各医疗垃圾收集筐	用物（8分）	用物少一件扣1分，放置乱酌情扣0.5~2分	
	评估 患者：穿刺点有无静脉炎，导管有无脱管，导管内有无回血 环境：环境整洁，光线充足，利于操作	评估（8分）	未评估穿刺处局部情况、导管情况各扣2分 未评估环境扣2分	
操作步骤（60分）	1）携用物至床旁，解释、核对患者信息（腕带、输液执行单或 PDA、床头卡），查对患者液体组数，确定液体已输入完毕 2）关闭液体开关，松胶布，取下输液管道，针头立刻置于锐器盒	查对安全（14分）	未查对扣3分，查对项目不全扣0.5~1分 查对方法不正确扣2~3分 未解释取得配合扣2分 未关闭开关扣2分 未及时取下输液管道扣2分 未立即将针头置于锐器盒扣2分	
	3）洗手，检查用物 4）消毒肝素帽 5）取出 10~20 ml 生理盐水冲管液，连接肝素帽，脉冲式冲管（推一下、停一下） 6）取出 10~20 ml 封管液（生理盐水或1.25 万单位的肝素钠稀释至100 ml生理盐	取液（36分）	未洗手扣4分，洗手不规范或程序错误各扣0.5~1分 未检查用物扣4分，检查用物不全酌情扣1~3分	

项目	操作方法	考核点	评分细则（标准）	扣分
操作步骤（60分）	水中，新生儿除外），连接肝素帽，先脉冲式冲管（推一下、停一下），剩 0.5 ml 时正压封管（边推液边拔针尖，推液速度大于拔针速度），注意防止针刺伤 7）针头弃于锐器盒，其他医疗垃圾分类放置 8）无菌纱布包裹肝素帽，胶布固定妥当	取液（36分）	未消毒肝素帽不及格扣 2 分	
			消毒次数不够扣 4 分，消毒范围不够酌情扣 0.5～2 分	
			消毒不规范扣 0.5～3 分	
			消毒未待干扣 3 分	
			未脉冲式冲管扣 4 分	
			未正压式封管扣 4 分	
			针头未及时入锐器盒扣 4 分	
			未妥善固定导管扣 4 分	
	9）协助患者取舒适卧位，整理床单元，询问患者有无不适及其他需要 10）洗手，脱口罩，再次核对，告知注意事项 11）用物处置（治疗车推回处置室进行终末处理，医疗垃圾分类处置）	整理记录（10分）	未协助患者取舒适体位扣 3 分	
			未进行健康宣教扣 2 分	
			未洗手扣 2 分，洗手不认真、程序错扣 0.5～1 分	
			未再次核对扣 1 分	
			终末处理不正确扣 2 分	
整体评价（19分）	1）操作严谨，熟悉操作程序，有计划性 2）沟通到位，有爱伤观念 3）在规定时间内完成 4）掌握操作相关理论知识	态度沟通（4分）	操作不严谨扣 2 分	
			缺乏沟通扣 2 分	
		整体计划操作时间 7 分钟（10分）	无职业防护和院内感染管理意识扣 5 分	
			整体操作不流畅扣 2 分，无计划性扣 2 分	
			颠倒程序扣 1 分	
			超时扣 1 分	

项目	操作方法	考核点	评分细则（标准）	扣分
整体评价（19分）		提问（5分）	回答错误扣5分，回答不全酌情扣1~2分	
得分				
存在问题：				

注意事项：

（1）输液结束后用10~20 ml注射器抽取冲管液和封管液（生理盐水或1.25万单位的肝素钠稀释至100 ml生理盐水中）脉冲式冲管并正压封管，禁止用静脉点滴或普通静脉推注的方式冲、封管。

（2）严格无菌操作，妥善固定外露导管及肝素帽。

八、CVC维护操作考核表

科室：　　　　　　　　姓　　名：　　　　　　　工作年限：

职称：　　　　　　　　考核老师：　　　　　　　考核成绩：

项目	操作方法	考核点	评分细则（标准）	扣分
操作标准（21分）	护士：着装整洁，洗手，戴口罩	操作者（5分）	着装不规范扣0.5~2分　未洗手扣3分，洗手不规范或程序错误各扣0.5~1分	
	用物 治疗车上层：消毒液、棉签、胶布、快速手消、纱布、弯盘、维护手册、肝素帽2个、10~20 ml空针2具、冲管液（生理盐水）、封管液（生理盐水或1.25万单位的肝素钠稀释至100 ml生理盐水中） 治疗车下层：锐器盒、各医疗垃圾收集筐	用物（8分）	用物少一件扣1分，放置乱的情扣0.5~2分	
	评估： 患者：穿刺点有无静脉炎、有无皮下气肿，	评估（8分）	未评估穿刺处局部情况、导管长度	

项目	操作方法	考核点	评分细则（标准）	扣分
操作标准（21分）	导管内有无回血，敷贴有无卷边，导管外露长度及臂围	评估（8分）	各扣2分	
	环境：环境整洁，光线充足，利于操作		未评估环境扣2分	
操作步骤（60分）	1）准备用物，核对患者信息（床头卡、腕带、维护手册），向患者解释操作目的，以取得合作，取舒适体位	查对安全舒适（12分）	未查对扣2分，查对项目不全扣0.5～1分	
			查对方法不正确扣2分	
			未解释取得配合扣1分	
			未协助患者取舒适体位扣2分	
	2）洗手，检查用物 3）轻压穿刺点，沿四周平拉敷料，自下而上去除原有敷料 4）洗手，提起导管，取消毒液，以穿刺点为中心消毒皮肤及导管，消毒范围大于10 cm×10 cm，待干 5）再次消毒皮肤及导管 6）无张力放置敷料，按压导管边缘及敷料四周，使其紧贴皮肤 7）注明更换时间 8）取下旧肝素帽 9）消毒导管接头，更换肝素帽 10）松开滑动夹，连接10～20 ml生理盐水注射器，抽回血，见回血后脉冲式冲洗导管（推一下，停一下） 11）用10～20 ml封管液正压封管（推一下，停一下，最后0.5 ml边推边退），关闭滑动夹 12）同8）至11）步骤维护另一侧管道 13）无菌纱布包裹肝素帽，胶布固定妥当。	维护过程（38分）	未洗手扣2分，洗手不规范或程序错误各扣0.5～1分	
			未检查用物扣2分，检查用物不全酌情扣0.5～1分	
			去除敷料方法不正确扣3分	
			未再次洗手扣2分，洗手不规范或程序错误各扣0.5～1分	
			未消毒外露导管扣2分，消毒不规范扣0.5～1分	
			未消毒皮肤不及格，消毒范围不够酌情扣0.5～1分	
			未再次消毒外露导管扣3分，消毒不规范扣0.5～1分	
			未再次消毒皮肤扣2分，消毒不规范扣0.5～1分	
			敷料固定方法不正确扣4分	

项目	操作方法	考核点	评分细则（标准）	扣分
操作步骤（60分）		维护过程（38分）	敷料未注明更换时间扣1分	
			取肝素帽方法不正确扣0.5~2分	
			导管接头未消毒扣0.5~2分，消毒不规范扣0.5~1分	
			更换肝素帽方法不正确扣0.5~2分	
			冲管方法不正确扣0.5~4分	
			封管方法不正确扣0.5~4分	
			导管固定方法不正确扣0.5~4分	
	14）整理用物，协助患者取舒适体位 15）整理床单元，向患者交代注意事项及健康教育 16）洗手，在维护手册上填写相关资料及数据 17）终末处置	整理记录（10分）	未协助患者取舒适体位扣2分	
			未进行健康宣教扣2分	
			未洗手扣2分，洗手不认真、程序错扣0.5~1分	
			操作后未填写相关资料扣2分，相关资料填写不全扣0.5~1分	
			终末处理不正确扣2分	
整体评价（19分）	1）操作严谨、熟悉操作程序，有计划性 2）沟通到位，有爱伤观念 3）在规定时间内完成 4）掌握操作相关理论知识	态度沟通（4分）	操作不严谨扣2分	
			缺乏沟通扣2分	
		整体计划操作时间12分钟（10分）	无职业防护和院内感染管理意识扣5分	
			整体操作不流畅扣2分，无计划性扣2分	
			颠倒程序扣1分	
			超时扣1分	

续表

项目	操作方法	考核点	评分细则（标准）	扣分
整体评价 （19分）		提问 （5分）	回答错误扣5分，回答不全酌情扣1~2分	
得分				
存在问题：				

目的：

观察导管穿刺局部情况，保持导管通畅，延长导管留置时间，预防导管相关性并发症。

注意事项：

（1）每周对 CVC 导管进行 1~2 次维护；

（2）评估穿刺点有无红肿、热痛、渗液及导管外露长度等；

（3）严格无菌操作；

（4）用 10~20 ml 注射器抽取和封管液（生理盐水或 1.25 万单位的肝素钠稀释至 100 ml 生理盐水中）脉冲式冲管并正压封管；

（5）肝素帽每周更换 1~2 次，输注血液或胃肠外营养液，需 24 小时更换一次；

（6）更换敷料时动作轻柔，切忌将导管带出体外；

（7）如发生 CVC 相关并发症，及时给予处理，必要时拔出导管。

九、已置 CVC 静脉输液操作考核表

科室：　　　　　　姓　　名：　　　　　　工作年限：

职称：　　　　　　考核老师：　　　　　　考核成绩：

项目	操作方法	考核点	评分细则（标准）	扣分
操作标准 （21分）	护士：着装整洁，洗手，戴口罩	操作者 （5分）	着装不规范扣0.5~2分	
			未洗手扣3分，洗手不规范或程序错误各扣0.5~1分	

续表

项目	操作方法	考核点	评分细则（标准）	扣分
操作标准(21分)	用物 　治疗车上层：药液、消毒液、棉签、纱布、输液器、胶布、10～20 ml 空针 1 具、冲管液（生理盐水）、快速手消、弯盘、输液执行单或 PDA 　治疗车下层：锐器盒、各医疗垃圾收集筐	用物（8分）	用物少一件扣 1 分，放置乱酌情扣 0.5～2 分	
	评估： 　患者：心理状况，对输液相关知识的了解程度、配合程度；查看患者 CVC 穿刺处有无红、肿、热、痛、皮下气肿等不适；评估 CVC 导管有无脱出、回血；敷贴是否清洁干燥，有无渗血、卷边；是否需要大小便 　环境：环境整洁，光线充足，利于操作；是否备有输液架	评估（8分）	未评估穿刺处局部情况、导管有无脱出各扣 2 分 未评估环境扣 2 分	
操作步骤(60分)	1）携用物至床旁，核对患者信息（腕带、输液计划单或 PDA、床头卡），取舒适体位 2）解释静脉输液的目的及药物的作用	查对安全舒适（9分）	未查对扣 3 分，查对项目不全扣 0.5～1 分 查对方法不正确扣 2 分 未解释取得配合扣 2 分 未协助患者取舒适体位扣 2 分	
	3）洗手，检查用物 4）消毒液体瓶口 5）取下固定导管及肝素帽外面纱布和胶布，洗手 6）消毒肝素帽 7）再次消毒液体瓶口，待干 8）再次消毒肝素帽 9）将输液器针头插入瓶塞至针头根部，关闭调节器 10）用 10～20 ml 生理盐水冲管液接于肝素帽，抽回血，见回血后脉冲式冲管（无回血，冲洗有阻力时，应考虑导管堵塞，马上处理，切忌用力推注） 11）操作中查对，将药袋挂于输液架上，一次性排气成功，连接头皮针与肝素帽 12）打开液体开关，遵医嘱调节输液滴数 13）更换无菌纱布，妥善固定肝素帽及头皮针	输液（38分）	未洗手扣 3 分，洗手不规范或程序错误各扣 0.5～1 分 未检查用物扣 3 分，检查用物不全酌情扣 0.5～2 分 未消毒液体瓶口扣 3 分，消毒不规范扣 1 分 未洗手扣 3 分，洗手不规范或程序错误各扣 0.5～2 分 未消毒肝素帽不及格，消毒范围不够酌情扣 0.5～2 分 未再次消毒液体瓶口扣 3 分，消毒不规范 0.5～2 分	

项目	操作方法	考核点	评分细则（标准）	扣分
操作步骤（60分）		输液（38分）	未再次消毒肝素帽扣3分，消毒不规范扣0.5~2分	
			输液器连接不当扣2分，有污染扣2分	
			未冲管扣4分，冲管方法不正确扣0.5~2分	
			一次排气不成功、手法不流畅、浪费药液酌情扣1~3分	
			未按医嘱调节滴数扣2分	
			固定方法不正确扣2分	
	14）协助患者取舒适卧位，整理床单元，将呼叫器置于患者易取之处，对患者及家属进行健康教育。 15）洗手后再次查对，无误后签全名（或PDA执行）。 16）用物处置（治疗车推回处置室进行终末处理，医疗垃圾分类处置）。	整理记录（13分）	未协助患者取舒适体位扣2分	
			未进行健康宣教扣2分	
			未洗手扣3分，洗手不认真、程序错扣0.5~1分	
			操作后未查对扣3分	
			未签名（或PDA执行）扣2分	
			终末处理不正确扣1分	
整体评价（19分）	1）操作严谨，熟悉操作程序，有计划性 2）沟通到位，有爱伤观念 3）在规定时间内完成 4）掌握操作相关理论知识	态度沟通（4分）	操作不严谨扣2分	
			缺乏沟通扣2分	
		整体计划操作时间14分钟（10分）	无职业防护和院内感染管理意识扣4分	
			整体操作不流畅扣2分	
			无计划性扣2分	

整体评价(19分)			颠倒程序扣1分	
			超时扣1分	
		提问(5分)	回答错误扣5分，回答不全酌情扣1～2分	
得分				
存在问题：				

目的：

避免反复穿刺血管给患者带来痛苦，保护患者外周血管，减轻护士工作量，提高工作效率。

注意事项：

（1）输液前应做好评估：穿刺点有无红、肿、热、痛，外露导管长度等；

（2）严格无菌操作；

（3）输液前先确定导管是否通畅；

（4）禁止使用小于10 ml的注射器进行冲管；

（5）输注血制品、脂肪乳等高黏滞性药物后用20 ml生理盐水脉冲式冲管，再继续输注其他液体；

（6）密切观察输液速度，若发现流速明显降低应及时查明原因并妥善处理。

十、已置 CVC 取液体操作考核表

科室：　　　　　　　姓　　名：　　　　　　　工作年限：

职称：　　　　　　　考核老师：　　　　　　　考核成绩：

项目	操作方法	考核点	评分细则（标准）	扣分
操作标准(21分)	护士：着装整洁、洗手、戴口罩	操作者(5分)	着装不规范扣0.5～2分	
			未洗手扣3分，洗手不规范或程序错误各扣0.5～1分	

项目	操作方法	考核点	评分细则（标准）	扣分
操作标准(21分)	用物 治疗车上层：棉签、消毒液、10~20 ml空针2具，冲管液（生理盐水）、封管液（生理盐水或1.25万单位的肝素钠稀释至100 ml生理盐水中）、快速手消、输液执行单或PDA 治疗车下层：锐器盒、各医疗垃圾收集筐	用物（8分）	用物少一件扣1分，放置乱酌情扣0.5~2分	
	评估 患者：穿刺点及周围皮肤有无静脉炎，导管有无脱管、导管内有无回血 环境：环境整洁，光线充足，利于操作	评估（8分）	未评估穿刺处局部情况、导管情况各扣2分	
			未评估环境扣2分	
操作步骤(60分)	1）携用物至床旁，解释、核对患者信息（腕带、输液执行单或PDA、床头卡），查对患者液体组数，确定液体已输入完毕 2）关闭液体开关，松胶布，取下输液管道，针头及时置于锐器盒	查对安全（13分）	未查对扣2分，查对项目不全扣0.5~1分	
			查对方法不正确扣1~2分	
			未解释取得配合扣2分	
			未关闭开关扣2分	
			未及时取下输液管道扣2分	
			未将针头及时置于锐器盒扣2分	
	3）洗手，检查用物 4）消毒肝素帽 5）取出10~20 ml生理盐水冲管液，连接肝素帽，脉冲式冲管（推一下、停一下） 6）取出10~20 ml封管液（生理盐水或1.25万单位的肝素钠稀释至100 ml生理盐水中，新生儿除外），连接肝素帽，先脉冲式冲管（推一下，停一下），剩0.5~1 ml时正压封管（边推液边拔针尖，推液速度大于拔针速度） 7）针头弃于锐器盒，注意防止针刺伤 8）尽量靠近针座（穿刺点处）夹紧滑夹，防止血液逆流 9）无菌纱布包裹肝素帽，胶布固定妥当	取液（37分）	未洗手扣3分，洗手不规范或程序错误各扣0.5~1分	
			未检查用物扣4分，检查用物不全酌情扣1~3分	
			未消毒肝素帽及皮肤不及格，消毒次数不够扣4分，消毒范围不够酌情扣0.5~2分	
			消毒不规范扣0.5~3分	

项目	操作方法	考核点	评分细则（标准）	扣分
操作步骤 (60分)		取液 (37分)	消毒未待干扣3分	
			未脉冲式冲管扣4分	
			未正压式封管扣4分	
			针头未及时入锐器盒扣4分	
			未妥善固定导管扣3分	
			未关闭滑动夹扣3分	
			滑动夹位置固定不妥当扣2分	
	10）协助患者取舒适卧位、整理床单元，询问患者有无不适及其他需要 11）洗手，脱口罩，再次核对，告知注意事项 12）用物处置（治疗车推回处置室进行终末处理，医疗垃圾分类处置）	舒适整理记录 (10分)	未协助患者取舒适体位扣3分	
			未进行健康宣教扣2分	
			未洗手扣3分，洗手不认真、程序错扣0.5~1分	
			终末处理不正确扣2分	
整体评价 (19分)	1）操作严谨，熟悉操作程序，有计划性 2）沟通到位，有爱伤观念 3）在规定时间内完成 4）掌握操作相关理论知识	态度沟通 (4分)	操作不严谨扣2分	
			缺乏沟通扣2分	
		整体计划操作时间7分钟 (10分)	无职业防护和院内感染管理意识扣5分	
			整体操作不流畅扣2分	
			无计划性扣2分	
			颠倒程序扣1分	
			超时扣1分	

续表

项目	操作方法	考核点	评分细则（标准）	扣分
整体 评价 (19分)		提问 （5分）	回答错误扣 5 分，回答不全酌情扣 1~2 分	
得分				
存在问题：				

注意事项：

（1）输液结束后用 10~20 ml 注射器抽取冲管液和封管液（NS 或生理盐水或 1.25 万单位的肝素钠稀释至 100 ml 生理盐水中）脉冲式冲管并正压封管，禁止用静脉点滴或普通静脉推注的方式冲、封管；

（2）严格无菌操作，妥善固定外露导管及肝素帽。

第二节　操作流程

一、留置针静脉输液操作流程

项目	操作方法	
操作 准备 (21分)	护士：着装规范、洗手、戴口罩	用物准备　　　操作者准备
	用物 　治疗车上层：药液、安尔碘、棉签、留置针、敷贴、胶布、输液器、压脉带、弯盘、输液执行单或 PDA 　治疗车下层：锐器盒、各医疗垃圾收集筐	
	评估 患者：心理状况，对输液相关知识的了解程度、配合程度；根据病情、输液量、患者年龄选择合适的静脉血管；首选前臂/手背静脉（粗直、弹性好、血流丰富），避开关节和静脉	核对、解释　　　评估

项目	操作方法	
操作 准备 (21分)	瓣，利于固定；询问是否需要大小便 环境：环境整洁，光线充足，利于操作；是否备有输液架	消毒瓶口　　　消毒皮肤　　　再次消毒瓶口
操作 步骤 (60分)	1）携用物至床旁，核对信息（腕带、输液执行单、床头卡，有 PDA 的科室必须用 PDA 查对），详细进行三查八对 2）讲解静脉输液的目的及药物的作用，解释留置静脉针的目的 3）选择合适血管，洗手 4）检查输液器、棉签包装及有效期，检查药液质量 5）第一次消毒液体瓶口 6）消毒皮肤，范围≥8 cm×8 cm 7）再次消毒液体瓶口，待干 8）将输液器针头插入瓶塞至根部，关闭调节器，连接留置针 9）扎压脉带（位置在进针点上方10 cm 处，时间不超过 2 分钟，松紧度适宜，以放入 2 横指为宜） 10）再次消毒皮肤，待干 11）操作中查对，将药袋挂于输液架上，一次性排气成功 12）松动针芯：一手固定导管座，一手垂直向上轻轻除去护针帽，左右转动针芯，切忌上下拉动 13）嘱患者握拳，穿刺，送入导管，撤针芯激活针尖保护装置，针芯丢弃在锐器盒中 14）松止血带，嘱患者松拳，松开调节器，看液体是否通畅 15）妥善固定；以穿刺点为中心平整固定无菌透明敷帖，延长管"U"形固定，肝素帽或正压接头（Q-Syte）要高于导管尖端，且与血管平行，敷帖要将隔离塞完全覆盖，"Y"形接口朝外，规范书写置管时间（留置日期、时间、操作者姓名） 16）遵医嘱调节输液滴数	连接输液管道　　　再次消毒皮肤 一次性排气　　　　穿刺 固定　　　　核对、整理

项目	操作方法	
操作步骤 (60分)	17）协助患者取舒适卧位，整理床单元，将呼叫器置于患者易取之处，对患者及家属进行健康教育 18）洗手后再次查对，无误后签全名 19）终末处置	
整体评价 (19分)	1）操作严谨，熟悉操作程序，有计划性 2）沟通到位，有爱伤观念 3）在规定时间内完成 4）掌握操作相关理论知识	

二、已置留置针静脉输液操作流程

项目	操作方法	
操作准备 (21分)	护士：着装规范、洗手、戴口罩 用物 治疗车上层：药液、消毒液、棉签、输液器、胶布、冲管液（生理盐水）、快速手消、弯盘、输液执行单或 PDA 治疗车下层：锐器盒、各医疗垃圾收集筐 评估 患者：用药，查看留置针穿刺处有无红、肿、热、痛等不适；留置针有无脱出、断裂、漏液延长管有无回血及留置时间；敷料是否清洁干燥，有无潮湿、渗血、卷边；是否需要大小便 环境：环境整洁，光线充足，利于操作；是否备有输液架	 用物准备　操作者准备 核对、解释　取下胶布 第一次消毒
操作步骤 (60分)	1）携用物至床旁，核对患者信息（腕带、输液执行单、床头卡），详细进行三查八对 2）解释静脉输液的目的及药物的作用 3）取下固定留置针肝素帽的胶布	

项目	操作方法	
操作步骤(60分)	4)洗手,检查用物包装及有效期,检查药液及冲管液质量及有效期 5)第一次消毒液体瓶口,消毒肝素帽及周围皮肤(皮肤消毒范围≥5 cm×5 cm) 6)再次消毒液体瓶口,待干 7)再次消毒肝素帽及皮肤 8)将输液器针头插入瓶塞至根部,关闭调节器 9)操作中查对,将药袋挂于输液架上,一次性排气成功,连接头皮针与肝素帽 10)打开液体开关,遵医嘱调节输液滴数 11)妥善固定肝素帽及头皮针,"U"形固定,与血管平行,敷贴要将隔离塞完全覆盖,规范书写置管时间(留置日期、操作者签名) 12)协助患者取舒适卧位,整理床单元,将呼叫器置于患者易取之处,对患者及家属进行健康教育 13)洗手后再次查对,无误后签全名 14)终末处置	第二次消毒 连接输液器　　核对、挂液体、排气 连接针头　　妥善固定 查对　　整理床单元
整体评价(19分)	1)操作严谨,熟悉操作程序,有计划性 2)沟通到位,有爱伤观念 3)在规定时间内完成 4)掌握操作相关理论知识	

三、已置留置针取液体操作流程

项目	操作方法	
操作准备(21分)	护士:着装规范、洗手、戴口罩 用物 治疗车上层:棉签、消毒液、5 ml空针1具,封管液(生理盐水或1.25万单位的肝素钠稀释至100 ml生理	用物准备　　操作者准备　　核对

项目	操作方法	
操作准备(21分)	盐水中）、快速手消、输液执行单或PDA 治疗车下层：锐器盒、医疗垃圾筐、输液袋收集筐 评估： 患者：留置针处有无静脉炎、液体外渗、局部不适等异常情况，若有应及时拔管；治疗是否按计划完成 环境：环境整洁，光线充足，利于操作	 评估　松开胶布　退针头 消毒　抽吸封管液
操作步骤(60分)	1）携用物至床旁，核对患者信息（腕带、输液执行单、床头卡），查对患者液体组数，确定输液治疗计划已完成 2）关闭液体开关，松胶布，将头皮针针尖斜面退至肝素帽内 3）洗手，检查棉签、消毒液、封管液及空针的质量与有效期 4）消毒封管液瓶口，待干 5）再次消毒封管液瓶口，待干 6）抽吸 3~5 ml 封管液 7）分离输液器乳头，连接头皮针，脉冲式冲管（推一下、停一下），剩0.5 ml 时正压封管（边推液边拔针尖，推液速度大于拔针速度），注意防止针刺伤 8）针头弃于锐器盒，其他医疗垃圾分类放置 9）尽量靠近针座（穿刺点处）夹紧滑动夹，防止血液逆流 10）协助患者取舒适卧位，整理床单元，询问患者有无不适及其他需要 11）洗手、脱口罩，再次核对，告知注意事项 12）用物处置（治疗车推回处置室进行终末处理，医疗垃圾分类处置）	 分离输液器乳头　正压封管 余0.5 ml边推边退　夹紧滑动夹 规范固本　整理床单元
整体评价(19分)	1）操作严谨，熟悉操作程序，有计划性 2）沟通到位，有爱伤观念 3）在规定时间内完成 4）掌握操作相关理论知识	

四、安置 PICC 操作流程示意图

项目	操作方法	
操作准备 (21分)	护士：着装规范、洗手、戴口罩 用物 治疗车上层：PICC 套装、消毒液、1 包棉签、胶布、快速手消、弯盘、10~20 ml 空针 2 具、冲管液（生理盐水）、封管液（生理盐水或 1.25 万单位的肝素钠稀释至 100 ml 生理盐水中）、肝素帽（普通 PICC 导管需用）治疗车下层：锐器盒、各医疗垃圾收集筐 评估 患者：血管及局部皮肤组织情况，病情及身体状况，出凝血情况、白细胞、血小板、血糖、血压等各项相关指标；心理状况，对 PICC 相关知识的了解程度、配合程度；首选贵要静脉，其次为肘正中静脉、头静脉；询问是否需要大小便；签署《PICC 置管知情同意书》 环境：环境整洁、光线充足，利于操作	 用物准备　　　　评估 测量长度　测量臂围　开无菌包戴手套 助手倒消毒液　消毒　穿无菌衣戴手套 铺治疗巾、放置压脉带、铺孔巾
操作步骤 (60分)	1）备齐用物，核对患者信息（腕带），详细进行三查八对 2）解释操作目的、意义及流程，取得配合 3）在预期穿刺部位以上 10 cm 扎压脉带，评估患者的血管状况，选择右侧贵要静脉为最佳穿刺血管；松开压脉带，测量导管置入长度、臂围 4）洗手，打开 PICC 无菌包，戴无菌手套，将第一块治疗巾垫在手臂下 5）按照无菌原则消毒穿刺点，消毒范围是穿刺点周围 20 cm×	

项目	操作方法	
操作步骤 (60分)	20 cm，酒精、洗必泰消毒 3 次，自然待干 6）穿无菌手术衣（助手协助），戴无菌手套 7）建立无菌区：铺治疗巾、放置压脉带、铺孔巾，扩大无菌区 8）助手：准备 10～20 ml 空针 2 具，PICC 导管，按照无菌原则消毒冲、封管液瓶口 9）操作者抽吸冲、封管液，预冲导管、肝素帽、连接器（三向瓣膜导管导管需用）；普通导管剪裁长度（三向瓣膜操作结束时剪裁） 10）扎压脉带，实施静脉穿刺，穿刺进针角度为 15°～30°，直刺血管，见回血立即放低穿刺角度，推入导入针，确保导入鞘的尖端处于静脉内 11）松开压脉带，左手食指、中指轻轻压在套管尖端所处的血管上，减少血液流出，取出导入针针芯 12）使用无菌镊缓慢、轻柔置入 PICC 导管 13）当导管置入预计长度时，即可退出导入鞘 14）撕开导入鞘，并从导管上剥下，在移出导入鞘时注意保持导管的位置 15）撤出导引钢丝，动作轻柔 16）用生理盐水注射器抽吸回血（三向瓣膜不用抽吸），并注入生理盐水，确定是否通畅 17）连接肝素帽，正压封管；三向瓣膜导管先剪裁长度，连接连接器及肝素帽，正压封管 18）清除穿刺点血迹，在穿刺点	扩大无菌区、规范摆放用物　　准备冲、封管液 预充　　　　　　　　撤出导入鞘针芯 缓慢置入导管　　　　验证是否通畅 缓慢拔出导丝　　　　胸片确定导管尖端位置 妥善固定导管

续表

项目	操作方法	
操作 步骤 (60分)	上方放置小无菌纱布（1.5 cm×1.5 cm）吸收渗血 　19）将体外导管呈"S"形或"C"形弯曲固定 　20）覆盖无菌敷料，加压粘贴，并注明穿刺日期、时间 　21）X线拍片确定导管尖端位置 　22）协助患者取舒适卧位，整理床单元，对患者及家属进行PICC相关知识及健康教育 　23）洗手后再次查对，无误后签全名，做好记录 　24）终末处置	
整体 评价 (19分)	1）操作严谨，熟悉操作程序，有计划性 　2）沟通到位，有爱伤观念 　3）在规定时间内完成 　4）掌握操作相关理论知识	

五、PICC 维护操作流程

项目	操作方法	
操作 准备 (21分)	护士：着装规范、洗手、戴口罩 用物 　治疗车上层：消毒液、棉签、胶布、快速手消、弯盘、治疗单、治疗巾、卷尺、10～20 ml空针2具、冲管液（生理盐水）、封管液（生理盐水或1.25万单位的肝素钠稀释至100 ml生理盐水中）、肝素帽、纱布 　治疗车下层：锐器盒、各医疗垃圾收集筐	 用物准备　操作者准备 局部评估　测臂围

续表

项目	操作方法	
操作准备 (21分)	评估 患者：穿刺点有无静脉炎，穿刺处上臂有无疼痛，导管内有无回血，敷贴有无卷边，导管外露长度及臂围 环境：环境整洁，光线充足，利于操作	去除敷料　　　　消毒 待干　　　　更换敷贴
操作步骤 (60分)	1）携用物至床旁，核对患者信息（床头卡、腕带、治疗单、PICC 维护手册），向患者解释操作目的，以取得合作，取舒适体位 2）在穿刺肢体下铺治疗巾，用卷尺测量肘正中上方 10 cm 处臂围 3）去除透明敷贴外胶布 4）轻压穿刺点，沿四周平拉透明敷贴，自下而上去除原有透明敷贴 5）洗手，提起导管，取消毒液，以穿刺点为中心顺时针消毒皮肤及导管，消毒范围在 10 cm×10 cm 以上（消毒棉签可在穿刺处多停留几秒钟），待干 6）再次消毒皮肤及导管 7）调整导管位置（尽量不与前一次导管摆放位置重复），曲肘 45°，观察导管有无折叠，以"C"形、"U"形或"S"形固定 8）无张力放置透明敷贴，按压导管边缘及透明敷贴四周，再次曲肘，观察导管有无折叠，使其紧贴皮肤无气泡 9）注明更换时间 10）反折导管接头	胶布固定　　　　更换肝素帽 准备冲管液　冲管　准备封管液 封管　　　　固定

项目	操作方法	
操作步骤（60分）	11）取下旧肝素帽 12）消毒导管接头，更换肝素帽 13）用10 ml 生理盐水注射器脉冲式冲洗导管（推一下，停一下） 14）用10 ml 肝素溶液正压封管（推一下，停一下，最后0.5 ml 边推边退） 15）无菌纱布包裹肝素帽，胶布固定妥当 16）整理用物及床单元，向患者交代注意事项及健康教育 17）洗手，在治疗单及PICC维护手册上填写相关资料及数据 18）用物处置（治疗车推回处置室进行终末处理，医疗垃圾分类处置）	
整体评价（19分）	1）操作严谨、熟悉操作程序，有计划性 2）沟通到位，有爱伤观念 3）在规定时间内完成 4）掌握操作相关理论知识	

六、已置 PICC 静脉输液操作流程

项目	操作方法	
操作准备（21分）	护士：着装规范、洗手、戴口罩	用物准备　操作者准备　核对、解释
	用物 治疗车上层：药液、消毒液、棉签、纱布、卷尺、输液器、胶布、10～20 ml 空针1具、冲管液（生理盐水）、快速手消、弯盘、输液执行单或PDA	

项目	操作方法	
操作 准备 (21分)	治疗车下层：锐器盒、各医疗垃圾收集筐 评估 患者：病情、用药，查看患者PICC穿刺处有无红、肿、热、痛等不适；评估臂围；评估PICC导管有无脱出、回血；敷贴是否清洁干燥，有无渗血、卷边；是否需要大小便 环境：环境整洁，光线充足，利于操作；是否备有输液架	评估　　　　消毒液体瓶口 取下纱布　　消毒肝素帽及周围皮肤
操作 步骤 (60分)	1）携用物至床旁，核对患者信息（腕带、输液执行单或PDA、床头卡） 2）解释静脉输液的目的及药物的作用 3）检查用物外包装及有效期，检查药液及冲管液的质量及有效期 4）消毒液体瓶口 5）取下固定导管及肝素帽外面的纱布和胶布，洗手 6）消毒肝素帽及周围皮肤（皮肤消毒范围≥8 cm×8 cm） 7）再次消毒液体瓶口，待干 8）再次消毒肝素帽及皮肤 9）将输液器针头插入瓶塞至根部，关闭调节器 10）用10 ml生理盐水冲管液接于肝素帽，普通导管抽回血（三向瓣膜不抽回血），见回血后脉冲式冲管（无回血，冲洗有阻力时，应考虑导管堵塞，马上处理，切忌用力推注） 11）操作中查对，将药袋挂于输液架上，一次性排气成功，连接头皮针与肝素帽	再次消毒液体瓶口、肝素帽、皮肤 连接输液器　抽取冲管液　　冲管 核对、挂液　　　　更换纱布 固定　　　核对　　　整理

项 目	操作方法	
操作 步骤 (60分)	12）打开液体开关，遵医嘱调节输液滴数 13）更换无菌纱布，妥善固定肝素帽及头皮针 14）协助患者取舒适卧位，整理床单元，将呼叫器置于患者易取之处，对患者及家属进行健康教育 15）洗手后再次查对，无误后签全名 16）用物处置（治疗车推回处置室进行终末处理，医疗垃圾分类处置）	
整体 评价 (19分)	1）操作严谨、熟悉操作程序，有计划性 2）沟通到位，有爱伤观念 3）在规定时间内完成 4）掌握操作相关理论知识	

七、已置 PICC 取液体操作流程

项目	操作方法	
操作 准备 (21分)	护士：着装规范、洗手、戴口罩 用物 治疗车上层：棉签、消毒液、10～20 ml 空针2具、冲管液（生理盐水）、封管液（生理盐水或1.25万单位的肝素钠稀释至 100 ml 生理盐水中）、快速手消、输液执行单或 PDA 治疗车下层：锐器盒、各医疗垃圾收集筐 评估 患者：穿刺点有无静脉炎，导管有无脱管，导管内有无回血 环境：空气洁净，环境整洁，光线充足，利于操作	 用物准备　操作者准备　核对、解释 局部评估　关闭液体开关　松开胶布

续表

项目	操作方法	
操作步骤(60分)	1）携用物至床旁，核对患者信息（腕带、输液计划单或PDA、床头卡），查对患者液体组数，确定液体已输入完毕 2）关闭液体开关，松胶布，取下输液管道，针头立刻置于锐器盒 3）洗手，检查用物 4）消毒肝素帽. 5）取出10～20 ml生理盐水冲管液，连接肝素帽，脉冲式冲管（推一下、停一下） 6）取出10～20 ml封管液（生理盐水或1.25万单位的肝素钠稀释至100 ml生理盐水中），连接肝素帽，先脉冲式冲管（推一下、停一下），剩0.5 ml时正压封管（边推液边拔针尖，推液速度大于拔针速度），注意防止针刺伤 7）针头弃于锐器盒，其他医疗垃圾分类放置 8）无菌纱布包裹肝素帽，胶布固定妥当 9）协助患者取舒适卧位、整理床单元，询问患者有无不适及其他需要 10）洗手，脱口罩，再次核对、签名（或PDA执行），告知注意事项 11）用物处置（治疗车推回处置室进行终末处理，医疗垃圾分类处置）	 分别消毒瓶口、肝素帽、皮肤 准备冲管液　正确冲管　准备封管液 脉冲式冲管　正压封管 无菌纱布固定肝素帽　整理床单元
整体评价(19分)	1）操作严谨，熟悉操作程序，有计划性 2）沟通到位，有爱伤观念 3）在规定时间内完成 4）掌握操作相关理论知识	

八、CVC 维护操作流程示意图

项目	操作方法	
操作准备 (21分)	护士：着装规范、洗手、戴口罩 用物 治疗车上层：消毒液、棉签、胶布、快速手消、纱布、弯盘、维护手册、肝素帽2个、10~20 ml 空针2具，冲管液（生理盐水）、封管液（生理盐水或 1.25 万单位的肝素钠稀释至 100 ml 生理盐水中） 治疗车下层：锐器盒、各医疗垃圾收集筐 评估 患者：穿刺点有无静脉炎、有无皮下气肿，导管内有无回血，敷贴有无卷边，导管外露长度及臂围 环境：空气洁净，环境整洁，光线充足，利于操作	用物准备　　操作者准备　　评估 核对、解释　　　去除原有敷料 消毒
操作步骤 (60分)	1）携用物至床旁，核对患者信息（腕带、床头卡、维护手册），向患者解释操作目的，以取得合作，取舒适体位 2）洗手，检查用物 3）轻压穿刺点，沿四周平拉敷料，去除原有敷料 4）洗手，提起导管，取消毒液，以穿刺点为中心顺时针消毒皮肤及导管，消毒范围大于 10 cm×10 cm，待干 5）再次消毒皮肤及导管 6）无张力放置敷料，按压导管边缘及敷料四周，使其紧贴皮肤 7）注明更换时间 8）取下旧肝素帽	取下旧肝素帽　消毒接头　更换肝素帽 抽回血　　冲管液脉冲式冲管　封管液正压封管

续表

项目	操作方法	
操作步骤 (60分)	9）消毒导管接头，更换肝素帽 10）松开滑动夹，连接10 ml 生理盐水注射器，抽回血，见回血后脉冲式冲洗导管（推一下，停一下） 11）用 10 ml 肝素溶液正压封管（最后 0.5 ml 边推边退），关闭滑动夹 12）同 8）至 11）步骤维护另一侧管道 13）无菌纱布包裹肝素帽，胶布固定妥当 14）整理用物 15）整理床单元，向患者交代注意事项及健康教育 16）洗手，在医嘱单上签名及时间 17）终末处置	关闭滑动夹　　纱布包裹肝素帽　　妥善固定
整体评价 (19分)	1）操作严谨，熟悉操作程序，有计划性 2）沟通到位，有爱伤观念 3）在规定时间内完成 4）掌握操作相关理论知识	

九、已置 CVC 静脉输液操作流程

项目	操作方法	
操作准备 (21分)	护士：着装规范、洗手、戴口罩 用物 治疗车上层：药液、消毒液、棉签、纱布、输液器、胶布、10～20 ml 空针 1 具、冲管液（生理盐水）、快速手消、弯盘、输液执行单或 PDA	用物准备　　　　操作者准备

项目	操作方法	
操作 准备 (21分)	治疗车下层：锐器盒、各医疗垃圾收集筐 评估 患者：病情、用药，查看患者 CVC 穿刺处有无红、肿、热、痛等不适；评估 CVC 导管有无脱出、回血；敷贴是否清洁干燥，有无渗血、卷边；是否需要大小便 环境：空气洁净，环境整洁，光线充足，利于操作；是否备有输液架	 核对、解释　　　　评估 规范消毒
操作 步骤 (60分)	1）携用物至床旁，核对患者信息（腕带、输液计划单、床头卡），取舒适体位 2）解释静脉输液的目的及药物的作用 3）洗手，检查用物 4）消毒液体瓶口 5）取下固定导管及肝素帽外面的纱布和胶布，洗手 6）消毒肝素帽 7）再次消毒液体瓶口，待干 8）再次消毒肝素帽 9）将输液器针头插入瓶塞至根部，关闭调节器 10）用 10～20 ml 生理盐水冲管液接于肝素帽，抽回血，见回血后脉冲式冲管（无回血，冲洗有阻力时，应考虑导管堵塞，马上处理，切忌用力推注） 11）操作中查对，将药袋挂于输液架上，一次性排气成功，连接头皮针与肝素帽 12）打开液体开关，遵医嘱调节输液滴数 13）更换无菌纱布，妥善固定	 抽回血、冲管　　　核对、挂液 连接液体　　　　　固定 核对、整理

续表

项目	操作方法	
操作 步骤 (60分)	肝素帽及头皮针 14）协助患者取舒适卧位，整理床单元，将呼叫器置于患者易取之处，对患者及家属进行健康教育 15）洗手后再次查对，无误后签全名（或PDA执行） 16）用物处置（治疗车推回处置室进行终末处理，医疗垃圾分类处置）	
整体 评价 (19分)	1）操作严谨，熟悉操作程序，有计划性 2）沟通到位，有爱伤观念 3）在规定时间内完成 4）掌握操作相关理论知识	

十、已置CVC取液体操作流程

项目	操作方法	
操作 准备 (21分)	护士：着装规范、洗手、戴口罩 用物 治疗车上层：棉签、消毒液、10～20 ml空针2具、冲管液（生理盐水）、封管液（生理盐水或1.25万单位的肝素钠稀释至100 ml生理盐水中）、快速手消、输液执行单或PDA 治疗车下层：锐器盒、各医疗垃圾收集筐	 用物准备　操作者准备　核对 松开胶布　退针头　弃锐器
	评估 患者：穿刺点有无静脉炎，导管有无脱管，导管内有无回血 环境：空气洁净，环境整洁，光线充足，利于操作	消毒肝素帽　消毒冲管液瓶口　抽吸封管液

项目	操作方法	
操作步骤（60分）	1）携用物至床旁，解释，核对患者信息（腕带、输液执行单或PDA、床头卡），查对患者液体组数，确定液体已输入完毕 2）关闭液体开关，松胶布，取下输液管道	脉冲式冲管　　　　消毒液管液瓶口
	3）洗手，检查用物 4）消毒肝素帽 5）取出10～20 ml生理盐水冲管液，连接肝素帽，脉冲式冲管（推一下、停一下） 6）取出10～20 ml封管液（生理盐水或1.25万单位的肝素钠稀释至100 ml生理盐水中），连接肝素帽，先脉冲式冲管（推一下、停一下），剩0.5～1 ml时正压封管（边推液边拔针尖，推液速度大于拔针速度） 7）针头弃于锐器盒，注意防止针刺伤 8）尽量靠近针座（穿刺点处）夹紧滑动夹，防止血液逆流 9）无菌纱布包裹肝素帽，胶布固定妥当	抽吸封管液　　　　正压封管 夹紧滑动夹　　　无菌纱布包裹肝素帽 规范固定　　　　整理床单元
	10）协助患者取舒适卧位、整理床单元，询问患者有无不适及其他需要 11）洗手，脱口罩，再次核对，告知注意事项 12）用物处置（治疗车推回处置室进行终末处理，医疗垃圾分类处置）	
整体评价（19分）	1）操作严谨，熟悉操作程序，有计划性 2）沟通到位，有爱伤观念 3）在规定时间内完成 4）掌握操作相关理论知识	

第三节　静脉输液的并发症及处理

静脉输液治疗是直接将药液输入血管内的一个过程，是治疗疾病、挽救患者生命最常用、最有效的重要手段。静脉输液治疗的质量直接影响患者疾病的恢复，因此静脉输液治疗并发症也应作为一种疾病来预防与处理。输液并发症不但影响患者的治疗，甚至危及患者的生命，给患者造成很大的生理、心理影响。

一、循环负荷过重反应

短时间内输入液体过多、过快，使循环血量急剧增加，心脏负担过重，发生急性肺水肿。

1. 临床表现

患者突然感到心慌气紧、呼吸困难、发绀、大汗、咳嗽、咳粉红色泡沫样痰、烦躁不安、被迫坐位、脉搏细弱无力、四肢厥冷，可诱发心力衰竭而死亡。

听诊：肺部布满湿性啰音。

2. 预防及处理

（1）评估患者的心肺功能，对心肺功能低下、老年及幼儿尤其注意控制输液速度及量。

（2）严格执行医嘱，遵医嘱调节输液速度。

（3）检查输液器开关的灵敏性，将输液器开关调在茂菲氏滴管以下10 cm左右，避免输液器开关位置过低，在床上摩擦自行滑脱。

（4）一旦发生循环负荷过重反应，立即停止输液或减慢输液速度，使患者端坐，两腿下垂，以减少下肢静脉回流；吸入经 20% ~ 30%酒精湿化的高浓度氧气，降低肺泡表面张力，改善肺循环，缓解缺氧状态；安慰患者，遵医嘱给予镇静剂，平喘、强心、利尿和扩血管药物，以舒张周围血管，加速液体排出，减少回心血量，减轻心脏负荷。

二、空气栓塞

大量空气随液体进入人体静脉系统循环至右心，阻塞肺动脉入口，妨碍血流进入肺内，使气体交换发生障碍，引起机体严重缺氧而立即死亡。

1. 临床表现

患者感到异常不适，胸骨后疼痛，出现呼吸困难和严重发绀，有濒死感。听诊心前区，可闻及响亮、持续的"水泡声"，心电图呈现心肌缺血和急性肺源性心脏病的改变。

2. 预防及处理

（1）输液前检查输液器密封情况，排尽输液器管腔内气体。

（2）输液过程中加强巡视，及时更换液体，避免空气进入。

（3）输液结束及时拔针，勿使液体流空。加压输液、输血应在监控下进行，护士不得离开现场。

（4）一旦气体进入静脉，立即夹闭输液管道，防止空气继续进入，报告医生。

（5）立即置患者于头低足高左侧卧位，此体位在吸气时可增加胸内压力，减少空气进入静脉，同时使肺动脉的位置处于右心室下部，气泡则向上漂移到右心室，避开肺动脉入口。通过心脏舒缩把气泡混成气泡沫，分次小量进入动脉，小量气体在血管内可被吸收。

（6）给予高流量氧气吸入，提高患者的血氧浓度，纠正严重缺氧状态。

（7）有条件者可通过中心静脉导管抽出空气。

（8）严密观察患者病情变化，有异常及时对症处理。

三、发热反应

输入致热物质（致热源、死菌、游离的菌体蛋白、药物成分不纯等）可使患者出现发热反应。多由于输液瓶清洁灭菌不彻底，输入的溶液或药物制品不纯、消毒保存不良，输液器具消毒不严格或被污染，环境空气污染，输液过程中未能严格执行无菌操作、静脉穿刺不成功、未更换针头、输液速度过快等所致。

1. 临床表现

患者表现为发冷、寒颤、面部和四肢发绀，继而发热，体温可高达41～42℃，可伴恶心、呕吐、头痛、头昏、脉速、烦躁不安、谵望等，严重者可有昏迷、血压下降，出现休克和呼吸衰竭等症状而死亡。发热反应发生的早晚，视致热源进入机体内的量、性质及患者的个体耐受性而异。

2. 预防及处理

（1）配药前严格执行查对制度，检查药液质量，输液器包装及灭菌日期、有效期，瓶盖有无松动。

（2）治疗室要进行定期有效的消毒，输液环境应注意清洁卫生，避免边操作边清洁。

（3）输液操作者必须衣帽整洁，戴好口罩；配药和输液时严格执行手卫生规范和无菌操作原则，避免污染液体和药液。

（4）减少联合输注，注意配伍禁忌，药物现配现用。

（5）加强责任心，密切巡视，严格遵守操作规程，遵医嘱控制输液速度。

（6）一旦发生反应立即更换输液器，停止或减慢输液速度，抽取输液器内液体和患者对侧肢体血液做细菌培养。

（7）通知医生给予对症处理。给予非那根 25 mg 肌肉注射或地塞米松 5 mg 静脉推注，严重时可给予地塞米松 10 mg 或氢化可的松 100～200 mg 加入 5%葡萄糖 200 ml 中静脉滴注。

（8）严密监测患者体温变化。畏寒或寒颤者，加强保暖，并给热饮料；高热者，给冷毛巾、冰袋、温水或乙醇物理降温；酌情应用解热镇痛药。发绀者给予吸氧，烦躁不安者给予镇静药。

四、过敏反应

是指静脉输入过敏原的液体/药物，引起血管神经性水肿或过敏性休克反应。

1. 临床表现

（1）轻度反应：出现皮肤瘙痒、荨麻疹；轻度血管神经性水肿，多见于颜面部，表现为眼睑水肿、口唇水肿。

（2）中度反应：可发生喉头水肿而致呼吸困难，支气管痉挛，胸痛，肺部听诊哮鸣音。

（3）重度反应：过敏性休克。

2. 预防及处理

（1）给药前询问过敏史，对有过敏史者禁用过敏类药物。

（2）遵医嘱做过敏性试验，正确判断阳性体征。

（3）配药前严格检查液体/药物的质量、有效期及透明度，瓶盖是否松动。

（4）输液过程中严密观察患者有无过敏反应的先兆。

（5）一旦出现过敏反应，安慰患者，立即更换输液器，停止或减慢输液速度，按反应轻重给予处理：根据医嘱给予抗过敏药物和激素如异丙嗪、氢化可的松或地塞米松等；监测生命体征；呼吸困难者给予吸氧，严重喉头水肿者协助医生行气管切开。

（6）出现过敏性休克，立即按过敏性休克处理。

五、静脉炎

由于物理、化学、感染因素对血管壁的刺激导致血管壁的炎症反应。主要有机械性静脉炎、化学性静脉炎、细菌性静脉炎、血栓性静脉炎、拔针后静脉炎。

1. 临床表现

患者主诉穿刺部位有发热、紧绷及胀痛感。沿穿刺部位的血管产生条索状的红线，触诊有发热、发硬的感觉。严重者局部针眼处可挤出脓性分泌物，有时伴有畏寒、发热等全身症状。按 INS 的标准，静脉炎分五级，见表 3-1；根据静脉炎的临床表现，分为四型，见表 3-2。

表 3-1　静脉炎分级

级别	临床表现
0	没有症状
1	输液部位发红，伴有或不伴有疼痛
2	输液部位疼痛，伴有发红和（或）水肿
3	输液部位疼痛，伴有发红和（或）水肿，有条索状物形成，可触及条索状静脉
4	输液部位疼痛，伴有发红和（或）水肿，有条索状物形成，可触及条索状静脉，长度大于 2.5 cm，有脓液流出

表 3-2　静脉炎分型

分型	临床表现
红肿型	沿静脉走向皮肤红肿、疼痛、触痛
硬结型	沿给药静脉局部疼痛、触痛、静脉变硬，触之有条索状
坏死型	沿血管周围有较大范围肿胀，形成淤斑至皮肤层
闭锁型	静脉不通，逐步形成机化

2. 预防及处理

（1）操作者严格遵守手卫生规范和无菌操作原则，严格执行操作者的穿刺资质认证，提高穿刺技术。

（2）合理选择血管和留置针或静脉导管型号，原则上选用上肢静脉作为常规的静脉输注和置管的血管，避免在病变的肢体进行静脉置管和输液，避免在下肢静脉输注刺激性药物。

（3）需要长时间输液的患者，要有计划地使用血管，经常更换输液部位，以保护血管。切忌在同一条血管的相同部位反复穿刺。

（4）根据所用溶液或药物的 pH 值、渗透压、浓度、剂量、给药速度，选择适当的输液部位和途径。输注强刺激性液体和药物要进行外周或中心静脉置管（PICC 或 CVC）。

（5）掌握静脉炎的临床表现，对穿刺部位和肢体进行常规评估，询问患者穿刺部位有无疼痛、发热、刺痛、灼痛和其他不适。及时正确识别静脉炎的分级。

（6）对机械性静脉炎和化学性静脉炎，给予局部处理如外敷、红外线照射。

（7）对细菌性静脉炎，如穿刺点有脓性分泌物，取分泌物进行细菌培养，给予地塞米松 10 mg+庆大霉素 16 万单位浸湿纱布湿敷穿刺点及局部红肿组织，同时监测患者体温变化。

（8）对血栓性静脉炎，遵医嘱行血管彩超及溶栓治疗，必要时拔出导管，同时监测患者的出凝血时间。

（9）外周浅静脉留置针部位一旦出现静脉炎应立即拔出，外周深静脉置管（PICC）发生静脉炎一般不轻易拔管，若经积极处理后 3～5 天症状不减轻，可考虑拔管。

六、液体渗出或外渗

是指输注刺激性、高渗性药物/液体时，血管通透性增强，使输入的药液/液体渗出到正常血管通路以外的周围组织，轻则引起局部组织肿胀、疼痛，重则局部组织起泡、坏死。

1. 临床表现

出现液体不滴、回抽输液管路无回血或回血不好，表现为局部肿胀，中度或重度疼痛，通常为胀痛或烧灼样疼痛、刺痛，重者皮肤呈暗紫色、局部变硬，其至引起组织坏死。根据渗出严重程度，按 INS 的标准，将液体渗出分为五级，见表 3-3。

表 3-3　药液渗出临床表现及分级

级别	临床表现
0	没有症状
1	皮肤发白，水肿范围最大直径小于 2.5 cm，皮肤发凉，伴有或不伴有疼痛
2	皮肤发白，水肿范围最大直径在 2.5～15 cm，皮肤发凉，伴有或不伴有疼痛
3	皮肤发白，水肿范围最大直径大于 15 cm，皮肤发凉，轻到中等程度的疼痛，可能有麻木感
4	皮肤发白，水肿范围最大直径大于 15 cm，皮肤紧绷、半透明状、有渗出，皮肤变色、有淤斑、肿胀，循环障碍，轻到中等程度的疼痛

2. 预防及处理

（1）确认操作者的穿刺资质，提高一次性穿刺成功率，减少对血管内膜的损伤。

（2）评估患者的全身状况、血管条件、输液史以及外渗的风险因素。

（3）评估患者治疗疗程以及输入药物，合理选择外周或中心静脉置管。

（4）合理选择留置针或静脉导管的型号和血管，避免在同一条血管的相同部位反复穿刺，避免在下肢和有病变的肢体留置导管输液。

（5）妥善固定留置针或静脉导管，嘱患者避免过度活动有留置针或静脉导管的肢体，对躁动不安的患者必要时可适当约束肢体。

（6）准确判断针头完全位于血管内方可输入液体。

（7）输注化疗药等刺激性药物时，注射前宜用生理盐水建立静脉通道，同时使用几种化疗药，应先输刺激性小的，再输刺激性大的。

（8）加强对穿刺部位的观察及护理，观察有留置针或静脉导管的肢体有无水肿、疼痛，皮肤有无紧绷、发冷现象。

（9）严格床旁交接班，若出现局部疼痛，应警惕药液渗出，即使有回血也不能排除药液渗出的可能。

（10）如果是非刺激性药液发生渗出，立即停止输液，更换部位，给予硫酸镁湿敷。

（11）如果是发疱剂及刺激性药物发生外渗，立即终止输液，先抽吸输入皮下的药液；通知医生，根据临床表现与渗漏药液的性质和量，使用特殊的解毒剂或用利多卡因和地塞米松皮下封闭注射,进行持续的观察与动态评估。

七、导管堵塞

是指留置血管内的导管部分或完全堵塞,导致液体或药液的输注受阻或受限。通常分为血栓性导管堵塞和非血栓性导管堵塞。

1. 临床表现

液体滴速减慢或滴注停止,无法抽出静脉回血或冲管有阻力。

2. 预防及处理

(1)正确选择血管和留置针或静脉导管型号,提高一次性穿刺成功率,尽量减少穿刺时对静脉血管内膜的损伤。

(2)正确固定留置针或静脉导管,预防留置针或导管折叠、移动或滑出。避免有留置针或静脉导管的肢体下垂或受压,观察患者的体位是否正确,及时发现和更正患者不正确的体位。

(3)合理用药,减少药物联合输注,注意药物配伍禁忌,避免药物发生沉淀堵塞导管。

(4)输液过程严密巡视患者,及时更换液体,防止血液回流。

(5)按不同导管的操作流程,采用正确的方法和程序进行冲管和封管操作。

(6)若留置针或静脉导管堵塞,可推注少量生理盐水冲洗导管,若阻力较大,不可强行推注,以免将形成的血栓推入血流中造成栓塞。

(7)必要时遵医嘱用药(肝素钠或尿激酶),采用三通负压方式通管。如通管失败,需拔出导管。

附 德阳市人民医院 PICC 专科门诊

门诊时间:星期一、三、五 13:00—17:00

门诊专家:专业人员

开展内容:PICC 维护及其他深静脉置管维护

联系电话:2418641,2418642,2418751,2418681

参考文献

[1] 丁国芳. 人体解剖学[M]. 2 版. 北京：人民卫生出版社，2011.

[2] 汪忠稿，舒畅. 血管外科临床解剖学[M]. 山东：山东科学技术出版社，2009.

[3] 朱大年，王庭槐. 生理学[M]. 北京：人民卫生出版社，2012.

[4] 罗艳丽，李俊英，刁永书.静脉输液治疗手册[M]. 北京：科学出版社，2012.

[5] 钟华荪，张振路. 静脉输液治疗护理学[M]. 北京：人民军医出版社，2011.

[6] 孟宝珍. 医院护理管理规范及质量考核标准[M]. 上海：化学工业出版社，2008.

[7] 杨宝峰. 药理学[M]. 7 版. 北京：人民卫生出版社，2008.

[8] 侯宁. 临床静脉用药调配与配伍速查[M]. 北京：化学工业出版社，2012.

[9] 美国静脉输液护士协会. 输液治疗护理的实践标准[M]. 2011.

[10] 李俊英，罗艳丽，余春华. 外周中心静脉导管技术的临床应用[M]. 北京：科学出版社，2013.

[11] 邢红，贾云. 外周中心静脉导管（PICC）的临床护理常规[M]. 上海：上海交通大学出版社，2005.

[12] 乔爱珍. 外周中心静脉导管技术与管理[M]. 北京：人民军医出版社，2010.

[13] KURDI W J. 现代静脉治疗手册[M]. 上海：第二军医出版社，2011.

[14] 李秀云，邹碧荣. 护理技术操作规程及评分标准[M]. 武汉：湖北科学技术出版社，2005.

[15] 姜安丽. 新编护理学基础[M]. 2 版. 北京：人民卫生出版社，2012.

[16] 吴玉芬. 静脉输液实用手册[M]. 北京：人民卫生出版社，2011.

附录

卫计委静脉输液相关标准
WS/T 433—2013
静脉治疗护理技术操作规范

1 范围

本标准规定了静脉治疗护理技术操作的要求。

本标准适用于全国各级各类医疗机构从事静脉治疗护理技术操作的医护人员。

2 规范性引用文件

下列文件对于本文件的应用是必不可少的。凡是注日期的引用文件，仅所注日期的版本适用于本文件。凡是不注日期的引用文件，其最新版本（包括所有的修改单）适用于本文件。

GBZ/T 213 血源性病原体职业接触防护导则

WS/T 313 医务人员手卫生规范

3 术语和定义

下列术语和定义适用于本文件。

3.1 静脉治疗 infusion therapy

将各种药物（包括血液制品）以及血液，通过静脉注入血液循环的治疗方法，包括静脉注射、静脉输液和静脉输血；常用工具包括：注射器、输液（血）器、一次性静脉输液钢针、外周静脉留置针、中心静脉导管、经外周静脉置入中心静脉导管、输液港以及输液辅助装置等。

3.2 中心静脉导管 central venous catheter

经锁骨下静脉、颈内静脉、股静脉置管置管，尖端位于上腔静脉或下腔静脉的导管。

3.3 经外周静脉置入中心静脉导管 peripherally inserted central catheter

经上肢贵要静脉、肘正中静脉、头静脉、肱静脉，颈外静脉（新生儿还可通过下肢大隐静脉、头部颞静脉、耳后静脉等）穿刺置管，尖端位于上腔静脉或下腔静脉的导管。

3.4 输液港 implantable venous access port

完全植入人体内的闭合输液装置，包括尖端位于上腔静脉的导管部分及埋植于皮下的注射座。

3.5 无菌技术 aseptic technique

在执行医疗、护理操作过程中，防止一切微生物侵入机体，保持无菌物品及无菌区域不被污染的技术。

3.6 导管相关性血流感染 catheter related blood stream infection

带有血管内导管或者拔除血管内导管 48 小时内的患者出现菌血症或真菌血症，并伴有发热（>38 ℃）、寒颤或低血压等感染表现，除血管导管外没有其他明确的感染源。实验室微生物学检查显示：外周静脉血培养细菌或真菌阳性；或者从导管段和外周血培养出相同种类、相同药敏结果的致病菌。

3.7 药物渗出 infiltration

静脉输液过程中，非腐蚀性药液进入静脉管腔以外的周围组织。

3.8 药物外渗 extravasation

静脉输液过程中，腐蚀性药液进入静脉管腔以外的周围组织。

3.9 药物外溢 spill

在药物配置及使用过程中，药物意外溢出暴露于环境中，如皮肤表面、台面、地面等。

4　缩略语

下列缩略语适用于本文件

CVC：中心静脉导管（central venous catheter）

PICC：经外周静脉置入中心静脉导管（peripherally inserted central catheter）

PN：肠外营养（parenteral nutrition）

PORT：输液港（implantable venous access port）

PVC：外周静脉导管(peripheral venous catheter)

5　基本要求

5.1 静脉药物的配置和使用应在洁净的环境中完成。

5.2 实施静脉治疗护理技术操作的医务人员应为注册护士、医师和乡村医生，并应定期进行静脉治疗所必需的专业知识及技能培训。

5.3 PICC 置管操作应由经过 PICC 专业知识与技能培训、考核合格且有 5 年及以上临床工作经验的操作者完成。

5.4 应对患者和照顾者进行静脉治疗、导管使用及维护等相关知识的教育。

6　操作程序

6.1 基本原则

6.1.1 所有操作应执行查对制度并对患者进行两种以上的身份识别，询问过敏史。

6.1.2 穿刺针、导管、注射器、输液（血）器、及输液附加装置等应一人一用一灭菌，一次性使用的医疗器具不应重复使用。

6.1.3 易发生血源性病原体职业暴露的高危病区宜选用一次性安全型注射和输液装置

6.1.4 静脉注射、静脉输液、静脉输血及静脉导管穿刺和维护应遵循无菌技术操作原则。

6.1.5 操作前后应执行 WS/T 313 规定，不应以戴手套取代手卫生。

6.1.6 置入 PVC 时宜使用清洁手套，置入 PICC 时宜遵守最大无菌屏障原则。

6.1.7 PICC 穿刺以及 PICC、CVC、PORT 维护时，宜使用专用护理包。

6.1.8 穿刺及维护时应选择合格的皮肤消毒剂，宜选用 2% 葡萄糖酸氯己定乙醇溶液（年龄 < 2 个月的婴儿慎用）、有效碘浓度不低于 0.5% 的碘伏或 2% 碘酊溶液和 75% 酒精。

6.1.9 消毒时应以穿刺点为中心用力擦拭，至少消毒两遍或遵循消毒剂使用说明书，待自然干燥后方可穿刺。

6.1.10 置管部位不应使用丙酮、乙醚等有机溶剂，不宜在穿刺部位使用抗菌油膏。

6.2 操作前评估

6.2.1 评估患者的年龄、病情、过敏史、静脉治疗方案、药物性质等，选择合适的输注途径和静脉治疗工具。

6.2.2 评估穿刺部位皮肤情况和静脉条件，在满足治疗需要的情况下，尽量选择较细、较短的导管。

6.2.3 一次性静脉输液钢针宜用于短期或单次给药，腐蚀性药物不应使用一次性静脉输液钢针。

6.2.4 外周静脉留置针宜用于短期静脉输液治疗，不宜用于腐蚀性药物等持续性静脉输注。

6.2.5 PICC 宜用于中长期静脉治疗，可用于任何性质的药物输注，不应用于高压注射泵注射造影剂和血液动力学监测（耐高压导管除外）。

6.2.6 CVC 可用于任何性质的药物输注、血液动力学的监测，不应用于高压注射泵注射造影剂（耐高压导管除外）。

6.2.7 PORT 可用于任何性质的药物输注，不应使用高压注射泵注射造影剂（耐高压导管除外）。

6.3 穿刺

6.3.1 PVC 穿刺

6.3.1.1 包括一次性静脉输液及外周静脉留置针穿刺。

6.3.1.2 PVC 穿刺应按以下步骤进行：

a）取舒适体位，解释说明穿刺目的及注意事项；b）选择穿刺静脉，皮肤消毒；c）穿刺点上方扎止血带，绷紧皮肤穿刺进针，见回血后可再次进入少许；d）如为外周静脉留置针则固定针芯，送外套管入静脉，退出针芯，松止血带；e）选择透明或纱布类无菌敷料固定穿刺针，敷料外应注明日期、操作者签名。

6.3.1.3 PVC 穿刺时应注意以下事项：

a）宜选择上肢静脉作为穿刺部位，避开静脉瓣、关节部位以及有疤痕、炎症、硬结等处的静脉；b）成年人不宜选择下肢静脉进行穿刺；c）小儿不宜首选头皮静脉；d）接受乳房根治术和腋下淋巴结清扫术的患者应选健侧肢体进行穿刺，有血栓史和血管手术史的静脉不应进行置管；e）一次性静脉输液钢针穿刺处的皮肤消毒范围直径应≥5 cm，外周静脉留置针穿刺处的皮肤消毒范围直径应≥8 cm，应待消毒液自然干燥后再进行穿刺；f）应告知患者穿刺部位出现肿胀、疼痛等异常不适时，及时告知医务人员。

6.3.2 PICC 穿刺

6.3.2.1 PICC 穿刺按以下步骤进行：

a）核对确认置管医嘱，查看相关化验报告；b）确认已签署置管知情同意书；c）取舒适体位，测量置管侧的臂围和预置管长度，手臂外展与躯干成45°~90°，对患者需要配合的动作进行指导；d）以穿刺点为中心消毒皮肤，直径≥20 cm，铺巾、建立最大化无菌屏障；e）用生理盐水预冲导管，检查导管完整性；f）在穿刺点上方扎止血带，按需要进行穿刺点局部浸润麻醉，实施静脉穿刺，见回血后降低角度进针少许，固定针芯，送入外套管，退出针芯，将导管均匀缓慢送入至预测量的刻度；g）抽回血，确认导管位于静脉内，冲封管后应选择透明或纱布类无菌敷料固定导管，敷料外应注明日期、操作者签名；h）通过 X 线片确定导管尖端位置；i）应记录穿刺静脉、穿刺时间、导管刻度、导管尖端位置等，测量双侧上臂臂围并与置管前对照。

6.3.2.2 PICC 穿刺时应注意以下事项：

a）接受乳房根治术或腋下淋巴结清扫的术侧肢体、锁骨下淋巴结肿大或有肿块侧、安装起搏器侧不宜进行同侧置管，患有上腔静脉压迫综合征的患者不宜进行置管；b）宜选择肘部或上臂静脉作为穿刺部位，避开肘窝、感染及有损伤的部位；新生儿还可选择下肢静脉、头部静脉和颈部静脉；c）有血栓史、血管手术史的静脉不应进行置管；放疗部位不宜进行置管。

6.4 应用

6.4.1 静脉注射

6.4.1.1 应根据药物及病情选择适当推注速度。

6.4.1.2 注射过程中,应注意患者的用药反应。

6.4.1.3 推注刺激性、腐蚀性药物过程中，应注意观察回血情况，确保导管在静脉管腔内。

6.4.2 静脉输液

6.4.2.1 应根据药物及病情调节滴速。

6.4.2.2 输液过程中，应定时巡视，观察患者有无输液反应，穿刺部位有无红、肿、热、痛、渗出等表现。

6.4.2.3 输入刺激性、腐蚀性药物过程中，应注意观察回血情况，确保导管在静脉内。

6.4.3 PN

6.4.3.1 宜由经培训的医护人员在层流室或超净台内进行配制。

6.4.3.2 配好的 PN 标签上应注明科室、病案号、床号、姓名、药物的名称、剂量、配制日期和时间。

6.4.3.3 宜现用现配，应在 24 小时内输注完毕。

6.4.3.4 如需存放，应在 4 ℃ 冰箱内，并应复温后再输注。

6.4.3.5 输注前应检查有无悬浮物或沉淀，并注明开始输注的日期及时间。

6.4.3.6 应使用单独输液器匀速输注。

6.4.3.7 单独输注脂肪乳剂时，输注时间应严格遵照药物说明书。

6.4.3.8 在输注的 PN 中不应添加任何药物。

6.4.3.9 应注意观察患者对 PN 的反应，及时处理并发症并记录。

6.4.4 密闭式输血

6.4.4.1 输血前应了解患者血型、输血史及不良反应史。

6.4.4.2 输血前和床旁输血时应分别双人核对输血信息，无误后才可输注。

6.4.4.3 输血起始速度宜慢，应观察 15 min 无不适后再根据患者病情、年龄及输注血制品的成分调节滴速。

6.4.4.4 血制品不应加热，不应随意加入其它药物。

6.4.4.5 全血、成分血及其它血液制品应从血库取出后 30 min 内输注，1

个单位的全血或成分血应在 4h 内输完。

6.4.4.6 输血过程中应对患者进行监测。

6.4.4.7 输血完毕应记录，空血袋应低温保存 24 h。

6.5 静脉导管的维护

6.5.1 冲管及封管

6.5.1.1 经 PVC 输注药物前宜通过输入生理盐水确定导管在静脉内；经 PICC、CVC、PORT 输注药物前宜通过回抽血液来确定导管在静脉内。

6.5.1.2 PICC、CVC、PORT 的冲管和封管应使用 10 ml 以上注射器或一次性专用冲洗装置。

6.5.1.3 给药前后宜用生理盐水脉冲式冲洗导管，如果遇到阻力或者抽吸无回血，应进一步确定导管的通畅性，不应强行冲洗导管。

6.5.1.4 输液完毕应用导管容积加延长管容积 2 倍的生理盐水或肝素盐水正压封管。

6.5.1.5 肝素盐水的浓度，PORT 可用 100 U/ml，PICC 及 CVC 可用 0 ~ 10 U/ml。

6.5.1.6 连接 PORT 时应使用专用的无损伤针穿刺，持续输液时无损伤针应每 7 天更换一次。

6.5.1.7 PORT 在治疗间歇期应至少每 4 周维护一次。

6.5.1.8 PICC 导管在治疗间歇期间应至少每周维护一次。

6.5.2 敷料的更换

6.5.2.1 应每日观察穿刺点及周围皮肤的完整性。

6.5.2.2 无菌透明敷料应至少每 7 天更换一次，无菌纱布敷料应至少每 2 天更换一次；若穿刺部位发生渗液、渗血时应及时更换敷料；穿刺部位的敷料发生松动、污染等完整性受损时应立即更换。

6.6 输液（血）器及输液附加装置的使用

6.6.1 输注药品说明书所规定的避光药物时，应使用避光输液器。

6.6.2 输注脂肪乳剂、化疗药物以及中药制剂时宜使用精密过滤输液器。

6.6.3 输注的两种不同药物间有配伍禁忌时，在前一种药物输注结束后，应冲洗或更换输液器，并冲洗导管，再接下一种药物继续输注。

6.6.4 使用输血器时，输血前后应用无菌生理盐水冲洗输血管道；连续输入不同供血者的血液时，应在前一袋血输尽后，用无菌生理盐水冲洗输血器，再接下一袋血继续输注。

6.6.5 输液附加装置包括三通、延长管、肝素帽、无针接头、过滤器等，应尽可能减少输液附加装置的使用。

6.6.6 输液附加装置宜选用螺旋接口，常规排气后与输液装置紧密连接。

6.6.7 经输液接头（或接口）进行输液及推注药液前，应使用消毒剂多方位擦拭各种接头（或接口）的横切面及外围。

6.7 输液（血）器及输液附加装置的更换

6.7.1 输液器应每 24 小时更换 1 次，如怀疑被污染或完整性受到破坏时，应立即更换。

6.7.2 用于输注全血、成份血或生物制剂的输血器宜 4 小时更换一次。

6.7.3 输液附加装置应和输液装置一并更换，在不使用时应保持密闭状态，其中任何一部分的完整性受损时都应及时更换。

6.7.4 外周静脉留置针附加的肝素帽或无针接头宜随外周静脉留置针一起更换；PICC、CVC、PORT 附加的肝素帽或无针接头应至少每 7 天更换 1 次；肝素帽或无针接头内有血液残留、完整性受损或取下后，应立即更换。

6.8 导管的拔除

6.8.1 外周静脉留置针应 72～96 h 更换一次。

6.8.2 应监测静脉导管穿刺部位，并根据患者病情、导管类型、留置时间、并发症等因素进行评估，尽早拔除。

6.8.3 PICC 留置时间不宜超过 1 年或遵照产品使用说明书。

6.8.4 静脉导管拔除后应检查导管的完整性，PICC、CVC、PORT 还应保持穿刺点 24 h 密闭性。

7 静脉治疗相关并发症处理原则

7.1 静脉炎

7.1.1 应拔除 PVC，可暂时保留 PICC；及时通知医师，给予对症处理。

7.1.2 将患肢抬高、制动，避免受压。必要时，应停止在患肢静脉输液。

7.1.3 应观察局部及全身情况的变化并记录。

7.2 药物渗出与药物外渗

7.2.1 应立即停止在原部位输液，抬高患肢，及时通知医师，给予对症处理。

7.2.2 观察渗出或外渗区域的皮肤颜色、温度、感觉等变化及关节活动和患肢远端血运情况并记录。

7.3 导管相关性静脉血栓形成

7.3.1 可疑导管相关性静脉血栓形成时，应抬高患肢并制动，不应热敷、按摩、压迫，立即通知医师对症处理并记录。

7.3.2 应观察置管侧肢体、肩部、颈部及胸部肿胀、疼痛、皮肤温度及颜色、出血倾向及功能活动情况。

7.4 导管堵塞

7.4.1 静脉导管堵塞时，应分析堵塞原因，不应强行推注生理盐水。

7.4.2 确认导管堵塞时，PVC 应立即拔除，PICC、CVC、PORT 应遵医嘱及时处理并记录。

7.5 导管相关性血流感染

可疑导管相关性血流感染时，应立即停止输液，拔除 PVC，暂时保留 PICC、CVC、PORT，遵医嘱给予抽取血培养等处理并记录。

7.6 输液反应

7.6.1 发生输液反应时，应停止输液，更换药液及输液器，通知医师，给予对症处理，并保留原有药液及输液器。

7.6.2 应密切观察病情变化并记录。

7.7 输血反应

7.7.1 发生输血反应立即减慢或停止输血，更换输血器，用生理盐水维持静脉通畅，通知医生给予对症处理，保留余血及输血器，并上报输血科。

7.7.2 应密切观察病情变化并记录。

8 职业防护

8.1 针刺伤防护 针刺伤防护操作按 GBZ/T 213 执行。

8.2 抗肿瘤药物防护

8.2.1 配置抗肿瘤药物的区域应为相对独立的空间，宜在Ⅱ级或Ⅲ级垂直层流生物安全柜内配置。

8.2.2 使用抗肿瘤药物的环境中可配备溢出包，内含防水隔离衣、一次性口罩、乳胶手套、面罩、护目镜、鞋套、吸水垫及垃圾袋等。

8.2.3 配药时操作者应戴双层手套（内层为 PVC 手套，外层为乳胶手套）、一次性口罩；宜穿防水、无絮状物材料制成、前部完全封闭的隔离衣；可佩戴护目镜；配药操作台面应垫以防渗透吸水垫，污染或操作结束时应及时更换。

8.2.4 给药时，操作者宜戴双层手套和一次性口罩；静脉给药时宜采用全密闭式输注系统。

8.2.5 所有抗肿瘤药物污染物品应丢弃在有毒性药物标识的容器中。

8.2.6 抗肿瘤药物外溢时按以下步骤进行处理：

　　a）操作者应穿戴个人防护用品；

　　b）应立即标明污染范围，粉剂药物外溢应使用湿纱布垫擦拭，水剂药物外溅应使用吸水纱布垫吸附，污染表面应使用清水清洗；

　　c）如药液不慎溅在皮肤或眼睛内，应立即用清水反复冲洗；

　　d）记录外溢药物名称、时间、溢出量、处理过程以及受污染的人员。